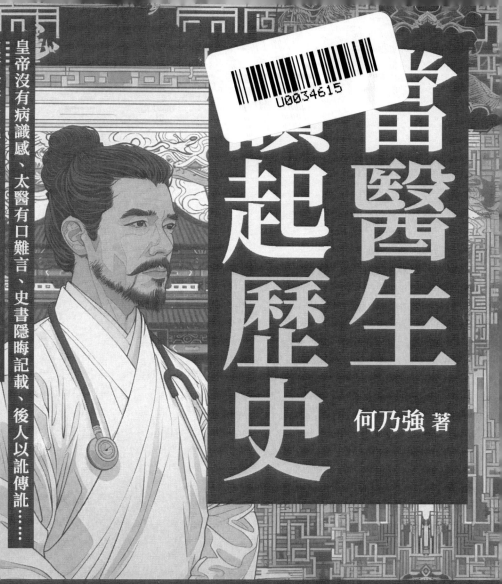

當醫生讀起歷史

皇帝沒有病識感、太醫有口難言、史書隱晦記載、後人以訛傳訛……

何乃強 著

千年前的西漢女屍都沒腐壞，竟變成超珍貴病理學標本？
宮廷御醫一個個都醫術高超，卻不得不當「庸醫」？

當醫生讀起歷史，推翻史書記載的離奇死因、揭穿古人謊報的巨人身高，
死因再判 × 病理解析 × 史料解讀 × 醫史對比……
那些太醫想隱瞞的病情，就讓現代醫生來揭密！

# 目 錄

目錄

# 序　從故事說起

　　小時候酷愛聽故事。爸媽講的民間故事、老師講的歷史和勵志故事[01]，都會令我沉浸其中，如痴如醉。長大後，喜歡閱讀，不愛看風花雪月的美文，偏愛歷史人物傳記、歷代帝王軼事、宮廷祕聞和武俠小說。往往一卷在手，就廢寢忘食，甚至可以獨在房內，終日無語。

　　當年，唐太宗的諫官魏徵積勞成疾而死，太宗對侍臣說：「夫以銅為鏡，可以正衣冠；以古為鏡，可以知興替；以人為鏡，可以明得失。朕常保此三鏡，以防己過。今魏徵殂逝，遂亡一鏡矣。」我閱讀眾多書籍，不也是以人以史為鏡嗎？

　　廣讀群書之後，我了解到古今中外許許多多人物。他們的行為思想和一切功過，都可以作為我做人做事的借鑑。在閱讀中，我汲取仁義忠信的價值觀；學會分辨正邪善惡；知道邪不勝正，善有善報。遂致力於修身養性，力求做個對社會有用的人。

　　退休以後，閱讀依然是我的最愛，是生活中不可缺少的

---

[01]　新加坡麗的呼聲（Rediffusion Singapore），是英國麗的呼聲公司於 1949 年在新加坡開設的有線廣播電臺。2012 年停播，2013 年繼續透過網路播送節目。該電臺的方言民間故事節目風靡一時，知名講古藝人有粵語講古大師李大傻、潮語講古大師黃正經等。

部分。而愛讀史籍的興趣依然不減當年。所不同的是，歲月更迭，年紀增長，自己對人對事的體會和詮釋亦隨人生經歷而有不同。同一本書，反覆閱讀後，前後也可能有不同感受、不同理解和思考。譬如在閱讀中國歷朝故事時，我不再注意朝代盛衰的近因遠因，不再評斷歷史人物的忠奸，而注意到皇帝及其身邊人的疾病和死亡，這也許是因為數十年的醫學生涯鍛鍊了我對疾病的敏感度，包括對病因的好奇、對診斷的懷疑……整體而言，這是一種「職業病」吧！

因為懷疑，我大膽假設，細心研究和考證。當我看到書中用三言兩語描述某君王因某種病喪命時，我會產生懷疑，繼而根據有限的描述，去大量翻閱史書和現代醫書，甚至憑藉臨床經驗，或推翻古代說法，或證實其果然。因為鑽研，每到書店，我便會一頭栽到歷史書架，翻閱厚厚的歷史書。那些年，老友陳滿貴在上海工作，回國時總會給我帶來新出爐的歷史書籍。結果，「王立群讀《史記》」系列、「明朝那些事」系列，以及《正說唐朝二十一帝》、《正說宋朝十八帝》、《正說明朝十六帝》、《正說清朝十二帝》等史書取代了擺在我書房的其他一些中外名著。

每當書中有些篇章與情節引起我的興趣，如書中人物的病患，包括肉體、心理、精神疾病，太醫的行為與際遇，死者的生卒年歲、壽命長短或是其他和醫學有關的事，我會

一一插入標籤或加上批註，列出疑問，儼然一名法醫，要找出死因及真相！朋友知道我有這種的「癖性」，建議我把所讀到的歷史故事「心得」撰寫成文，與他們分享。

恰好在那個時候，編輯謝裕民先生聯繫我，邀請我寫一些「替古代君臣診病」的文章。受到裕民的鼓勵，我從皇帝、嬪妃、太醫、臣子等人著手，用現代醫者的眼光，「替」古代君臣「診病」，分析他們的病患，質疑史冊所記錄的死因。

為了讓大家增加一些病理學的了解，我還古今對照，把現代對這些疾病的解讀和治療方法，一併帶入。開始時，我擔心這樣寫會畫蛇添足，顯得雜亂無章，但讀者反響很好，認為這些論述可以增進自己的醫學知識。於是，我興味盎然，一邊讀史，一邊把脈，一邊搜索參考數據，寫下這幾十篇讀史筆記，呈獻給讀者。

何乃強

# 太醫難當

只要治不好皇帝或嬪妃的病，
就是犯了欺君之罪。
對此，太醫是無從抗辯、解釋的。

別以為九五之尊的皇帝真的能「萬歲萬萬歲」，萬壽無疆。從生物學觀點來看，皇帝也是血肉之軀，也會有「帝不豫」「上不豫」（身體不適），一樣會生病。

把歷代五百五十九位帝王（三百九十七位皇帝及一百六十二位王）的壽終年歲做個統計，結果顯示，他們不但未能安享期頤之壽，反而多短命，平均每人只能活短短三十八年（虛歲三十九歲）。以明朝的十六位皇帝來算，他們平均壽命只有短短的四十二點二歲！但是貴為天子，就會有全國第一流的醫師隨侍左右，照顧龍體。這些人就是歷史上所說的太醫。

根據《辭海》的解釋，「太醫」是指為帝王服務的醫生，也稱「御醫」，該詞也作為對醫生的敬稱。歷朝歷代的太醫或

御醫的職稱有所不同，界限也不分明。從周朝至明清，古代宮廷中掌醫掌藥的官員有不同的職稱，被分成不同等級，如《周禮‧天官》裡就提到食醫、疾醫、瘍醫和獸醫之分。但說到底，他們所擔任的職務都是為王權服務的。

北京語言大學周思源教授曾在《百家講壇》節目中對太醫的職稱和身分進行了一番解釋和論證。他提到，在清朝，人們一般尊稱醫生為「太醫」，但其實他們並不是真正的宮廷御醫。

說到太醫，他們出入皇宮，工作職務就是專門給皇帝及其家屬看病、治病。而其中，全職照顧皇上的御用醫師被稱作御醫。皇帝有疾，會由御醫「請脈」醫治。至於兼用民間醫師為皇上治療的記載，比較少見。清朝光緒皇帝曾百病纏身，久醫不癒，令太醫感到棘手，只好下詔訪求民間良醫進宮，與太醫一齊治病。這些紀錄，實屬罕見。

此外，御醫會有「兼職」工作，作為皇家醫生，除了專門為皇帝、妃嬪、皇子等皇家成員看病，他們也會被皇帝派遣去替一些王公大臣看病。

太醫所診的病人不多，所處理的病例也有限。他們生活在活動受限制的宮廷裡，少有機會和外界接觸，少有機會診療到不同類型的病例，病人數量也不多，結果他們的臨症經驗也就沒有與日俱進，恐怕不出幾年，醫術不是停滯不前，

就是一落千丈。若以現代的行醫準則來評估這些太醫，要求他們交出每年參與過的繼續醫學教育的成績單，恐怕很多人不能夠順利「過關」，獲得更新的行醫執照。

原來，CME 有嚴格的要求，執業醫生每年都得累積足夠的學分，如證明有閱讀很多醫學文獻、刊物，有參與研討會、醫學會議，有診病以及教學、著作等，否則不能夠更新執照，而會被令「停牌」，不能行醫了。

封建社會有遴選太醫的程式及制度。通常一個民間醫師要先被地方官看中、推薦，才能當醫官。而他必須填上詳細的個人數據，他的家族數據如父族、母族、妻族的姓名、地址，以及保證人（通常是地方官）等。一個醫官要被貴族提名推舉，才能更上一層樓，當上太醫。而當了太醫，還是要填報詳細的個人數據，以及他的家族數據，一如現在求職受聘的人需要呈交 CV（Curriculum Vitae 或 Reume，即履歷）。此舉的目的是，一旦太醫日後犯錯，皇室就有數據可追尋，就能處置他和他的親人。除了革職、刑杖、全家流放之外，還會以此為依據誅滅其三族甚至九族，連擔保人也難逃責罰。只要治不好皇帝或嬪妃的病，就是犯了欺君之罪。對此，太醫是無從抗辯、解釋的。不管那病是已入膏肓，還是先天遺傳、急症、藥物反應⋯⋯

能夠被選中入宮，當上御醫、太醫，必定是公認醫術高

明、譽滿杏林的名醫。一旦「選在君王側」，就能穿上不同品階的官服，羨煞旁人。不過，究竟當上太醫是禍是福？是「一登龍門，身價百倍」，還是進入虎穴，「伴君如伴虎」？

　　表面上，當太醫是一份悠閒好差事，衣食無憂，生活愜意，悠哉遊哉。殊不知當太醫者，無時無刻都會有生命危險。因為，就算太醫是當時醫術最高明的醫師，但是在醫治皇帝和他所寵愛的人的病時，也難保診治無誤。由於病人是非同小可的尊貴人物，太醫診治病人時往往顧慮重重，戰戰兢兢，如臨深淵，如履薄冰。所以經常就會發生悲劇：病人死了，醫師就要受處罰。故此不是太醫被殺，就是皇帝「龍御歸天」。

　　皇帝對太醫的印象是：太醫萬能，能夠有起死回生的本領。故對太醫的要求是：一定要把病醫好！如果他寵愛的人因藥石無靈撒手人寰，他必定歸咎太醫無能、失職，太醫就很可能會被處死。西元 1382 年，明太祖朱元璋的馬皇后病重，群臣請禱祀、求良醫。馬皇后竟然拒絕服藥。好心腸的她，自知病勢不輕，吃藥無效，一旦病歿，皇上必定降罪太醫們，將他們處死，所以不忍太醫因她的死而賠上性命。

　　由此可見，當太醫是一份非常「危險」的職業。

# 不信任太醫

由於不信任，當御醫為皇帝診病時，
常有太后或皇后在簾後監視著，
常常提出質疑甚至代做主張。

現代醫學注重的是醫患關係（Doctor patient relationship）的建立。病人對醫務人員失去信賴對醫療是毫無好處的。病人作為一個醫療團隊裡的一份子，有權共同參與以及配合診治。這種醫患關係是雙向的，二者平等相待、相互尊重。

在東方傳統社會，醫生扮演的是家長的角色。他具有權威，可以替病人做出關乎其生死的決定。但是古代的太醫充其量是皇室的「僱員」，供人使喚，聽候差遣，扮演的是下屬、臣子，甚至是奴僕的角色。太醫的自尊、人格、專業話語權等，不在考慮之列。有志於醫的人，往往會因此感覺到礙手礙腳，英雄無用武之地，以致鬱鬱不得志，悶悶不自由。

不要以為皇室的人是以千百年來的古訓「用人不疑，疑人不用」來作為他們的金科玉律，像現代人一樣信任自己的

醫生。《禮記》中就有「君飲藥，臣先嘗」的說法，故歷代宮廷醫生要負責嘗藥，曹魏時甚至有專門設立的「嘗藥監」。明仁宗朱高熾還是太子時，不信任太醫盛寅的醫療技術，唯恐太醫開出的藥會害死他的妃子，於是命人先把盛寅關起來，等見到藥效以後再做定奪。這樣的做法實在不可思議！至於清朝的太醫，在煎調御藥時，有太醫院官和內監一同監視著，以兩服藥合為一服。俟熟後，分作兩杯，一杯先由主治太醫嘗，再輪到院判嘗，然後內監嘗；另外一杯才讓皇帝服用。那些和合藥味不妥，不依照本方，或封題錯者，均以「大不敬」罪論處。皇帝疾病若是醫藥無效，以致死亡，「龍馭上賓」，太醫院醫官就要受到處分。

漢和帝的太醫郭玉曾說，醫人有四大難處，特別是面對尊貴的病人時，難度更大。每每醫師帶著惶恐的心情去診治，心理上受到威脅，便很難集中精神去診病，故此療效較差。而且這些病人持高高在上的態度對待醫師，讓醫師在診斷、醫療時得不到信任，增加心理壓力，進而影響判斷。

由於不信任，當御醫為皇帝診病時，常有太后或皇后在簾後監視著，常常提出質疑甚至代做主張。《新唐書·後妃傳》記載，儀鳳三年，唐高宗李治患了嚴重的頭痛病，召御醫張文仲、秦鳴鶴會診，二人請示用砭針灸頭部治病。皇后武則天在簾後聽說要在皇帝頭上刺出血，乃怒斥：「此可斬也！聖體哪能刺出血？」御醫趕快頓首請命。高宗苦於頭眩，說：

「御醫是看病，有什麼罪？我頭暈目眩得厲害，快讓他看病吧！」御醫乃敢取針灸高宗頭。高宗病情緩解後，武后在簾中拜謝御醫。

宋寧宗患了痢疾，曾御醫入視。把完脈，就得奏明病症。尚未開處方，立在御榻後的楊皇后插話道：「曾防禦，官家（皇上）吃得感應丸否？」（文獻記載這感應丸含有丁香、乾薑、巴豆、杏仁等治腹瀉藥物。）御醫唯唯諾諾。接著楊皇后又插一句：「須是多把與官家吃。」那豈不是毫無醫學背景的外行人皇后做主，指示御醫給病人服藥的劑量！至於那些對醫藥、病理稍有些常識的帝王，也寧肯相信自己，而不相信御醫。有記載清朝康熙皇帝就曾直斥太醫院長官黃運和御醫霍桂芳：「此劣等大夫知道什麼！」後來的光緒皇帝也曾指示御醫按照光緒自己的方案開方用藥，御醫豈敢不遵？

那麼皇帝是否能真的得到御醫最佳的醫藥照顧？處在這樣自身難保的情況下，御醫往往不敢下無把握之藥，以避免承擔責任。就算御醫診出皇帝脈象凶險，也不敢說出真話，還說脈象尚好。權宜之計是只開一些吃不死、醫不好的藥物。若是皇帝有個三長兩短，最低限度朝廷總不能歸咎他誤用藥品，害死聖上，只能以醫術平庸或不克盡職之罪而予以較輕的例行處分，不至於殺頭滅族。御醫這樣「少醫少錯」的謹慎小心、明哲保身的心理，令許多皇帝失去險中求治「博一博」的機會，而很快駕崩。

　　也由於這緣故，太醫都很害怕貴族生病。太醫也領悟到，單替這些已經生病的貴族醫病開藥並非妥善的辦法。所謂「是藥三分毒」，難保藥物沒有副作用和意想不到的不良反應。最好是想辦法使這些尊貴人物不生病或少生病，就是說，預防生病勝於治病。所以太醫們強調預防、養生，專注於使用食療，提高免疫能力、抵抗力，而少用藥物去治療病人，無形中創出「養生療法」。這些少用藥物的「太醫醫療方法」，有異於一般民間醫師的開藥治療法。民間醫師大多使用藥物治療，以求快速見效，很少有不開處方不開藥的，正如今日我們所說：A pill for every ill（每種病都必有一種藥丸）！

# 太醫與政治

雖然太醫享有崇高地位，人人景仰，
但他們本質上只不過是權力博弈中的棋子。
還不是被人利用

古代太醫享有出入宮廷的特權，除了皇上外，還有很多機會和皇親國戚、王公大臣接觸，可以說是走入了勾心鬥角、刀光劍影的權力中心。究竟一個醫者捲入政治是福是禍，是否和他的專業有所衝突？

翻開歷史，可以看到有些醫術高明者獲得高官顯爵，例如北宋兒科醫家靳豪、南宋御醫王繼先、元朝的許國楨就是得寵太醫，甚至可以參與朝政。

北宋的靳豪因醫術精湛，治兒疾屢驗而名重一時，南渡後到杭州，世為太醫。至孫靳從謙一代，為御直翰林醫官，上賜敕特晉三階，並恩賞《百子圖》，所居之巷命曰「百子圖巷」。

元世祖忽必烈的母親莊聖太后染疾，山西絳州名醫許國楨治好了她的病，後因直諫得到忽必烈的信任。忽必烈即位

後，得以參與朝政，官至禮部尚書，進光祿大夫。

雖然太醫享有崇高地位，人人景仰，但他們本質上只不過是權力博弈中被人利用的棋子。

歷史上關於受人利用的太醫的記載很多。漢武帝的兒子昭帝劉弗陵娶了霍光女婿上官安的女兒，她也是霍光的外孫女，後來當上了皇后。霍光要她替昭帝生下一個龍子，將來承繼大統，居然示意御醫禁止皇上到別的嬪妃處「御幸」，怕她們捷足先登，懷了龍胎。結果事與願違，昭帝猝死，沒有留下龍種。

西漢女御醫淳于衍也被人利用，捲入政治鬥爭。原來當時的輔政大臣霍光的夫人顯，非常嫉恨新登位的漢宣帝的皇后許平君，一直希望自己的女兒成君能夠成為皇后。為了達到目的，霍光的夫人顯以提拔淳于衍的丈夫為餌，利誘淳于衍，要她毒殺許皇后。淳于衍便在御醫給生產後的許皇后所開的補藥裡，暗中加了毒性很強的附子（含有毒害心臟的烏頭鹼（Aconitine））。結果許皇后中毒身亡，霍成君被封為皇后。

南宋御醫王繼先深得宋高宗的寵信，被授予榮州防禦使的官職。王繼先位高權重，和丞相秦檜為心腹之交，他因此恃勢凌人，而致飛揚跋扈，毫無忌憚，有失醫者應有的謙遜德行。後來他被侍御史杜莘老以十大罪狀彈劾罷廢。其實秦

檜和他交好是懷有政治目的的。秦檜為了保持自己的權力，讓妻子與王繼先結為兄妹，利用王繼先的專業特權以及得寵於皇上來竊探宮中隱祕，以便監視、挾制高宗的一切行動。

其實，太醫並不好當。他們因專業之便，能接近皇上以及他身邊的人，就知道了很多有關皇上及身邊人健康狀況的消息。處在一個爭權奪利、勾心鬥角的環境裡，就算他們不願意參與這些權力鬥爭，政治還是會找上他們，把他們捲入漩渦裡。畢竟，皇上的病情一旦洩露出去，很可能就會觸發一場「宮廷爭霸戰」！

現代醫者都上過醫學倫理課程，而且在入行前都有進行遵守醫生行為操守準則的宣誓，其中包括：醫生有責任保守病人的祕密，不得外洩，否則會被監管醫生專業行為的醫務理事會處罰。在古代，不知道皇帝是否會在病癒後把太醫殺死，以防祕密洩漏。因為只有死人才不會講話。可惜史冊也少有記載「滅口」之事。

讀過《三國演義》這部歷史小說，我認為漢獻帝的太醫吉平不應該參與政治鬥爭，越過他的專業範圍，做出一個醫師所不應做的事情。為協助年輕的漢獻帝謀殺奪權的丞相曹操，吉平利用職權以及醫學知識，暗中在藥裡落毒，要置曹操於死地。誰知陰謀洩漏，曹操以「君有疾飲藥，臣先嚐之」的規例，要吉太醫先嚐服所開的藥。結果吉平被曹囚禁。吉

平拒絕供出主謀及同謀，受盡折磨，被割掉舌頭、砍掉手指，後撞階自殺。

曹操也因此有了藉口去戮殺一大批忠於獻帝的臣子。

吉太醫這樣的做法，是出於對皇上的一片忠肝義膽。也許當時的人只知忠君愛國，把君與國視為一體，所以謀殺曹操，是君命不可違。

以上提到的女御醫淳于衍和吉太醫的所作所為，都是為醫者所不容的。不管是什麼理由，利用專業知識來謀害病人，是有違醫德的！

古代醫師為名為利之事也有所記載。江蘇名醫杜鍾駿被徵召進宮為光緒皇帝診病，發現皇上病勢不輕，生命垂危。他為光緒帝診脈後，自知無能為力，還對吏部尚書陸潤庠說：「我此次進京，原以為能夠治好皇上的病，博得微名。今天看來，徒勞無益。不求有功，只求不出差錯……」試想，帶著這種要出名的功利心態去行醫，醫德何在？

相比之下，清朝的名醫徐大椿曾兩度奉詔赴京，雖然獲得乾隆皇帝的賞識，要他留職京師，但無意當太醫的他，堅持求歸隱居。清朝咸同年間的名醫費伯雄，曾為銷毀鴉片的民族英雄林則徐治病，又曾在道光年間兩度應召入宮，先後治好皇太后的肺癰和道光皇帝的失聲。雖早已聲名遠播，不過他淡泊名利，不屑於仕途，只悉心鑽研醫術，著書立說。

他曾說：「欲救人學醫則可，欲謀利而學醫則不可。」還有一位清朝名醫範文甫，在他的醫館門外有一對楹聯：「但願人常健，何妨我獨貧。」足以表明其心志：不吝錢財，竭力為病人服務。這展現了他高尚的醫德醫風。人人稱頌的三國名醫華佗亦曾說過：「恥以醫見業。」（《後漢書·方術列傳》）他曾拒絕當時魏國丞相和太尉所邀，到朝廷當御醫。

　　這些高風亮節的醫師，才是醫業的楷模。

　　無論如何，以為當上太醫就可以一登龍門，身價百倍，加官進祿，安享榮華富貴，這不應該是一個醫者所應有的人生目標。

太醫與政治

# 不願看病的太醫

最倒楣和冤枉的應該是東漢名醫華佗，
他不肯替他的同鄉魏王曹操治病……

說到醫患關係（docter patient relationship），它是以醫療專業為基礎，以道德為核心，在醫療活動過程中產生和發展的一種人際關係。良好的醫患關係提倡醫患雙方互相依賴、互相信任與互相尊重。

至於醫患兩者的權利與義務，看起來卻沒有那麼「公平」。病人有權利拒絕某一個醫生的診視，拒絕讓醫生觸按、檢驗身體，拒絕抽血、打針甚至動手術，或是透過插入導管來進行檢查、餵食等等。有些程序甚至需要病人簽同意書（consent form）才能進行。

有醫生同行提出這個問題：醫生是否也同樣有權拒絕替某些病人看病？這樣是否觸犯法律？需要承擔什麼法律後果？

醫生們討論這個問題，不是沒有原因。坦白說，其中有

些人的遭遇的確會令醫生們感到憤憤不平，或是委屈。

相信不少醫生有過碰上傲慢無禮、氣勢洶洶、威嚇動粗、蠻不講理的病人的不愉快經歷。

記得好多年前，北美有一個當律師的婦女臨盆在即，自己平時聯繫的醫生無法去接生，只好打電話請城裡的另外一名醫生來，結果該醫生以未與她有過醫患關係為由拒絕了。

這位醫生當然知道什麼是扶危救傷的責任，只因懼怕萬一出了不能預見的差錯，如產婦傷口發炎、流血不止、感染、打針造成皮膚淤腫等狀況，產婦會控告醫生「專業能力不足」或「疏忽」，而要求鉅額賠償。就算訴訟得以解決，醫生也會遭到精神折磨以及名譽損害。當時那位分娩在即的婦女還主動提出要簽一張「免受訴訟」的保證書，醫生也不願意前去，唯有勸她叫救護車去醫院。其實，這種動輒控告醫生治理不當，使醫生懼怕而裹足不前的情況，在歐美是相當普遍的。

有沒有古代醫生不去看病的紀錄？司馬遷《史記‧扁鵲列傳》有記載，戰國時代的名醫扁鵲曾列出他不去醫治的六種病人：驕恣不論於理（傲慢放縱不講道理的病人），比如那些依仗權勢、驕橫跋扈、不講道德的人；輕身重財者（把金錢看得比生命還重要的病人）；衣食不能適（食不調勻，暴飲暴食，飲食無常，不聽醫者的話的人）；陰陽並，藏氣不定

（病深不早求醫的人）；形羸不能服藥（身體虛弱不能服藥的人）；信巫不信醫（不信任醫生，而相信巫師、神棍、法術的病人）。

　　我認為，以上「不治者」還應該包括那些去診所好像去百貨公司、超級市場購物，日日更換醫生的人。過了兩千多年，病人的行為似乎沒有多大的改變，在今日的社會裡，還可以見到這些類型的病人。

　　至於那些拒絕為權貴診治，逃避進宮為帝王請脈的醫生，又會有什麼後果？

　　《史記·倉公列傳》記載了秦漢名醫倉公淳于意的故事。他廣施人道，治病不分尊卑，享譽民間，曾多次被邀請做宮醫，或做達官顯貴的侍醫，但他都一概拒絕，而四處遊學行醫，匿跡自隱，因而得罪王公貴族，遭到誣陷。官府把淳于意逮捕到長安受刑。

　　我們小時候所聽的「二十四孝」故事裡的「上書救父」，就是說倉公的女兒緹縈為了營救老父免受肉刑，前往長安向皇帝訴冤，願意入宮為奴婢來抵贖父罪。她的孝心感動了漢文帝劉恆，不但赦免了她的父親，並且下詔書從此廢除了肉刑（臉上刺字、割去鼻子、砍掉腳趾等）。這真是一個美麗的結局：緹縈名列「二十四孝」，千古留名；漢文帝的德政亦萬世流芳，永留史冊！

同樣不願做侍醫，華佗的結局就沒有倉公幸運。曹操患有頭風（痛）病，華佗扎針使他的病情得以舒緩。但是清高的華佗不願做一個形同僕役的侍醫（那時曹操還是丞相，所以華佗不算是御醫）。他以「去家思歸」「妻疾」為由，辭去侍醫職務，推說回家鄉找藥方，一去不返。曹操舊病復發，多次去信催歸，又派官吏去催，華佗卻推說妻子病重，不肯回來。曹操為此大為憤怒，派專人到華佗家鄉調查，查出實情後，將他逮捕治罪。華佗的確是犯了欺「君」罪以及不服從徵召罪，曹操一怒之下將華佗關到牢裡，後華佗在牢中死去。一個不肯為位高權重、挾天子以令天下的權臣治病的「太醫」，竟然賠上了一條命，實在可悲！（至於華佗要剖開曹操的頭顱施行手術治病，曹操以為華佗有意謀害他，一怒之下，把他殺害，那只是《三國演義》的故事。）

至於對《三國志·魏志·方技傳》裡所記的「以醫見業，意常自悔」和「佗恃能厭食事」的真正詮釋，後人有所爭議，並對此褒貶不一。究竟「恥以醫見業」是「認為行醫可恥」，還是「以侍醫作為職業可恥」，有探討之處。

不過史上仍有很多太醫、御醫卻很幸運。他們不但不會因引退歸隱而受罰，反而獲賜爵祿。例如南朝梁武帝蕭衍的御醫陶弘景，退隱後謝絕君王「屢加禮聘」為官。梁武帝並不以為忤，凡有朝廷大事，還向他諮詢，時人稱他為「山中宰相」。此外，針灸家皇甫謐也拒絕晉武帝的任命，以生病為

由，辭去職位。武帝還答應他向朝廷借書的請求，他獲贈書後，廢寢忘食地完成著作。唐朝藥王孫思邈，亦無意仕途，隱居太白山，多次堅拒隋、唐二朝授予的官爵……

　　話說回來，我相信，大多數醫生遇上緊急事件，是不會見死不救的，而是會挺身而出，義不容辭地去搶救病人，直至其病勢穩定，脫離險境。

不願看病的太醫

# 華佗恥以醫見業

華佗意在當官，
時刻在尋找走上仕途的機會，
果真如此？

有讀者問我：「為什麼你寫的太醫篇漏了東漢名醫華佗？」

事實上，華佗不算是真正的御醫或太醫，他只是替曹操看病的私人醫師，叫「侍醫」。當時曹操的職位還是丞相，不是皇帝或君王。曹操是在西元 216 年被東漢獻帝劉協冊封為魏王，而華佗在西元 208 年就已死去，所以華佗不是御醫，也從來沒有當上御醫。

歷史上曾有不少關於華佗的近乎神奇的醫療事蹟記載，尤其是他的外科手術和麻醉藥。這位歷史人物透過民間傳說、小說、方誌典籍被奉為醫學之神。而後人多以「再世華佗」來稱頌醫術高明的醫師。一般人以及醫學從業者都尊崇華佗是一位德才兼備的醫師。他不慕名利的高尚品德，記載於陳壽的《三國志・魏書・方技傳》：「沛相陳珪舉孝廉，太尉

黃琬闢，皆不就。」

多年前，河北平泉民族師範學校老師林振清和南京審計學院教授徐少錦曾分別在《歷史教學》(1996 年)和《道德與文明》(2004 年)上發表論文，解釋華佗被曹操殺害的原因，認為「華佗之死責任不全在曹操」。這兩篇論文發表後，再加上一篇題為《無良神醫 —— 華佗》的文章，引起輿論譁然，有人還用惡言粗語痛罵作者。可見華佗高風亮節的形象已經深入人心，不容詆毀。

范曄《後漢書‧方術列傳》裡記載：「為人性惡，難得意，且恥以醫見業，又去家思歸，乃就操求還取方，因託妻疾，數期不反。操累書呼之，又敕郡縣發遣，佗恃能厭事，獨不肯至。」

林振清在文章中指出：「華佗才氣大、自負，認為薦舉的官職都不大，所以才不肯接受……不願為此小官而拋棄所喜好的醫學。」林老師認為，華佗正是想利用為曹操治病的機會，以醫術為手段，要挾曹操給他官爵。而徐少錦教授的文章認為，同當時大多數讀書人一樣，入仕做官也是華佗的人生目標，從醫只是他的「業餘愛好」。

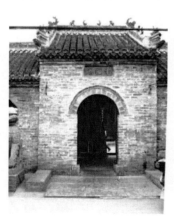

安徽亳州華祖庵

兩位所下的定論，實在是有點言重了，也過於武斷，置死去一千八百多年的華佗於不仁不義之地。

華佗意在當官，時刻在尋找走上仕途的機會，果真如此？

我們可先考察華佗的年齡。他是在西元 208 年被曹操殺害。《後漢書·方術列傳》記載華佗「年且百歲，而猶有壯容，時人以為仙」。那時華佗應該是個八九十歲的耄耋老人。這樣的高齡，應該是退休告老還鄉，和老伴共享天年的時候。此時他是否還熱衷於做官，就值得人們去思考和懷疑了。

可惜華佗的生年不詳，難以知道他究竟活了多少歲。有人認為他生於西元 145 年前後，猜想華佗終年大約六十三歲，但這和「年且百歲，而猶有壯容，時人以為仙」的記載相悖。根據其他不同出生年份來假設，模糊地猜想，華佗享年五十六歲到七十六歲。

至於「又去家思歸，乃就操求還取方，因託妻疾，數期不反」，我的看法是，華佗之所以找藉口離去，是因為不願為曹操看病，他要擺脫、逃避曹操，而想一去不回。

把《後漢書》裡「為人性惡，難得意，且恥以醫見業」和前一句「曹操聞而召佗，常在左右」放在一起來分析，再對照《三國志》裡「然本作士人，以醫見業，意常自悔」和前文「太祖（曹操）聞而召佗，佗常在左右」，來研究事情的前因後

果。顯然，華佗之「恥」和曹操的使喚有關。華佗引以為恥的，並非為「醫」，而是他得要留在曹操身邊為「侍醫」。說華佗「恃能厭食事」（厭惡吃伺候人的飯），我相信是因為他做這份工作，身不由己，沒有尊嚴，沒有成就感，所以自然會想辭職不幹了。曹操又何曾尊重、信任過悉心為他治病的人，還說：「天下當無此鼠輩耶？」「小人養吾病，欲以自重。」

侍醫供人使喚，如同僕役，而且得要「常在左右」，聽候差使。一個醫者無可奈何地去當一個人的私人醫生，他又如何深入民間，去看更多不同的病人？他的臨床醫療經驗，即使不是停滯不前，也會一落千丈。醫師苦悶沮喪的心情可想而知！必會感到英雄無用武之地，鬱鬱不得志。華佗以當侍醫為恥，發出怨言，是可以理解的。

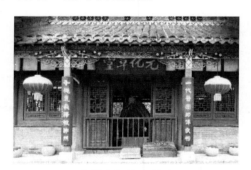

安徽亳州華佗草堂

就算是今日的醫生，遇到挫折或是不如意的事情，也會產生厭倦、埋怨、後悔、失落的心理。雖然行醫有苦有樂，但是做一行、厭一行的感嘆是相當普遍的。

徐少錦教授認為華佗所說的「此近難濟，恆事攻治，可延歲月」意思是說，這病幾乎難以治好，不斷地進行治療，只不過可以延長一些壽命。這話引起很多人的錯誤解讀，認為華佗說曹操「死期將近」，斷定華佗「危言聳聽，有要挾的成份在內」。

　　華佗雖「恥以醫見業」，但是華佗臨死前交給獄卒一卷書，曰：「此可以活人。」他知道生命已走到盡頭，還念念不忘去傳授醫學知識，說明他還深愛醫學，何「恥」之有？可惜「吏畏法不受」，華佗也沒勉強他，要了一把火把醫書燒掉了，醫技從此失傳，可惜啊！

華佗恥以醫見業

# 曹操的頭痛病

曹操的頭風屬於現代醫學所說的偏頭痛。
他的病不能斷根，且拖了好多年。

說到曹操，就要講曹操的頭痛病。但是究竟這位「帝王」的頭痛是由什麼病引起？要診斷曹操頭痛的原因，就得根據史冊所載進行推斷，而不是依據小說。

我查閱過不同的數據，發現裡面對曹操的頭痛說法不一。

歸納一下這些數據，關於曹操長期頭痛（所記載叫「頭風」）的病症推斷有偏頭痛、三叉神經痛、腦腫瘤，甚至是腦血管畸形等。

曹操之所以被認為有那麼多不同類型的頭痛，就是因為很多人沒有先認清數據究竟是來自歷史還是小說。我認為，有很多人都依據元末明初作家羅貫中《三國演義》裡的數據去解讀曹操的頭痛原因，反而較少參考正史，比如西晉史家陳壽的《三國志》，而且常常把《三國志》和《三國演義》混為一談。要知道，《三國演義》只是小說，不是歷史，很多學者已

經有論著指出,《三國演義》裡面有些情節是虛構的,但它在民間的影響力卻遠超正史,使很多人對三國時代的知識,是來自《三國演義》,而非正史。

至於曹操的頭痛是什麼病,我們只能根據《三國志》所寫進行分析推斷,不能用《三國演義》為依據,它只不過是小說故事,無需當真,不過可以把它當成是醫科學生的病例研討習作題(case study)來看待。

《三國志》裡記載:「太祖聞而召佗,佗常在左右。太祖苦頭風,每發,心亂目眩,佗針鬲,隨手而差。」

根據有限的數據,曹操的頭風屬於現代醫學所說的偏頭痛。他的病不能斷根,且拖了好多年。華佗多次為他針扎穴位,效果很好,但病情只能獲得一時緩解。臺灣林口長庚醫院神經內科主任朱迺欣(已退休)認為,這病「雖然會有嚴重的頭痛,且會反覆發作,卻是良性的狀況,不會有生命的危險,並隨年齡的增加,症狀會逐漸減輕」。

這位神經內科主任的演講刊在一九九七年《科學知識》(四十六期七十二到八十二頁)裡,是一篇值得參閱的文章。他認為,曹操的頭痛也可能由腦瘤引起,而腦瘤以腦膜瘤(meningioma)的可能性最大。人腦由三層腦膜包住,外面叫硬膜(dura-mater),腦膜瘤就是在此長出。瘤的生長速度很慢,有時長達十多年還不會壓到腦部神經而出現症狀。腦瘤

的症狀包括頭痛、抽筋、半邊無力或感覺異常、言語障礙，甚至人格行為改變。不過，腦膜瘤以反覆發作的頭風症為表現，卻是極不可能的事。至於《三國演義》第七十八回所說的曹操臨死的時候已經雙目失明，以證明是腦瘤壓住視神經，是不可以拿來引用的。曹操腦瘤之說大概是受了《三國演義》的影響，並以此相傳下來。

朱迺欣主任認為，曹操的頭痛不像三叉神經痛（trigeminal neuralgia），或顏面神經痛。這病痛的部位在臉的一邊，像觸電的痛，且一陣一陣痛，每次不超過幾秒，往往在講話、洗臉、漱口、咀嚼、吞嚥等臉部動作時出現，但不會致「目眩」，也不會出現幻境。因為臉部或頭部受到任何刺激都會引發三叉神經痛，讓病人不敢觸碰臉面或頭部，更不會包頭巾……因此，三叉神經痛這一推斷可以在鑑別診斷病例裡「除名」！

朱主任認為，曹操也不是患了緊張型頭痛。因為這病一般不會痛得很厲害，也不會讓人「心亂目眩」，甚至出現幻境，更不會讓人因頭痛而喪命。

從記載知道，曹操的頭風病從建安五年持續到他去世的建安二十五年，病程長達二十年。中年以後，他的頭風病日益嚴重。根據這一表現，我猜測曹操除了「偏頭痛」外，他的頭顱內可能進一步出現了顱內占位性病變（space occupying lesion)，病灶的可能包括：腦腫瘤、腦血腫（hematoma）、腦血管病變，甚至是囊腫，如吃了未煮熟、內有寄生條蟲的豬肉，黴菌球，腦膿腫，等等。

朱主任推測，曹操的「頭風」是腦血管畸形所致，因為曹操的頭風病不大像原發性偏頭痛，反而像腦血管畸形引起的偏頭痛。我想，他講的是一種先天的顱內腦動脈瘤（intracranial aneurysm），叫「漿果狀動脈瘤」（berry aneurysm）。其臨床症狀、臨床進展和嚴重的後果，與曹操的病情有很多相符之處，但是由於數據不全，只能說曹操的頭風病最有可能是由腦血管畸型引起，最後也因腦血管破裂，導致腦出血，很快地與世長辭。只不過這急病的發作年齡通常比較年輕，而曹操死時已是六十六歲！

我揣測，曹操可能患有慢性硬膜下血腫（chronic subdural hematoma）。原因是，他南征北伐、戎馬一生，在戰場上墜馬受傷，傷及頭部，致顱內出血積瘀是不足為奇的事，只不過他可能傷後症狀輕微，或受傷時間已久，忽略了頭部曾經受傷。隨著年齡增長，人腦組織逐漸萎縮，更容易發生硬膜下出血、積瘀血，進而形成血腫，成為血瘤。而這一臨床症狀與腦瘤無異。

至於《三國演義》裡提到，華佗建議曹操進行「開腦手術」，雖是虛構的小說情節，但我們也可以討論一下這手術施

行的可能性。

《三國演義》裡的情形是：曹操有了急症，連夜去請華佗來看病。華佗很快診斷出，曹操腦袋裡有「風涎」，要用利斧砍開其腦袋，取出風涎。

《三國演義》裡，華佗說：「大王頭腦疼痛，因患風而起。病根在腦袋中，風涎不能出……某有一法，先飲麻肺湯，然後用利斧砍開腦袋，取出風涎，方可除根。」究竟「風涎」是什麼？

有人解說是腦腫瘤。「涎」字從水，但是腫瘤是一個固體實心的組織，為什麼說是「風涎」呢？我倒認為「風涎」可能是瘀血，不是腫瘤。這一點，我在前文已做解釋。

那「麻肺湯」又是何物？其實，「麻肺湯」的原型是「麻沸散」（見於《後漢書‧華佗傳》），能讓人「醉無所覺」，可惜這一處方已失傳。

假如「麻肺湯」有效，那麼華佗是否能用利斧砍開曹操腦袋，治好他的「頭風」呢？我認為可能性不大。試想在一千八百多年前，當時的解剖學、生理學、微生物學的水準既不高，又沒有先進科技如電腦斷層掃描成像（CAT scan）或磁場共振成像（MRI），用利斧砍開頭顱，就算能夠把腦膜下的瘀血抽出，但那時還沒有發現抗生素，手術也不是在無菌環境下進行的，病人很可能會死於感染。

曹操的頭痛病

# 關羽中箭

其實華佗從來沒有給關羽「刮骨療毒」，治理傷口。

提到華佗，人們就會想到他曾經為關公「刮骨療毒」的故事。這故事可說是家喻戶曉，是我們做小孩子時很愛聽的故事。我們對於關羽的英勇氣概、華佗的高明醫術，深感欽佩。

行醫之後，知道這「刮骨療毒」的故事也很管用。有一次給一個八歲孩子的傷口縫針時，對他講了「刮骨療毒」的故事。小孩聽得津津有味，一針一針縫下去也沒有大聲喊痛，事後我還稱讚他一番，說他像關公一樣勇敢。

還有一次，替一個老人家清洗足部潰爛的傷口，又搬出這法寶，去談「刮骨療毒」的故事。誰知道遇上了一個「三國通」，給我上了一堂「三國課」。他跟我大談關羽，興致勃勃，告訴我關羽曾多次中箭，是誰射中他，是哪一邊手臂先中箭，他都瞭如指掌，如數家珍，一時也忘了傷口痛。

但其實，華佗從來沒有給關羽「刮骨療毒」，治理傷口。

記得三十多年前，我讀到臺灣歷史學者羅龍治在《中國時報》副刊發表的一篇題為《再論華佗》的文章。他引證歷史，認為「為關羽療毒之醫生不是華佗」。

華佗為關羽「刮骨療毒」的故事，出現在《三國演義》第七十五回。演義寫的只不過是小說故事，不是歷史。故事說到關羽攻打樊城時，被毒箭射中右臂。關羽不肯退兵，瘡（箭傷）又不癒，他的部將為他的傷勢惡化發愁，只能四處訪問名醫。忽然有一天，有人從江東駕小舟而來，直至寨前。部下前來報告，說醫生華佗自告奮勇特來替關羽醫治。《三國演義》作者羅貫中更把醫療過程寫得逼真精彩，繪聲繪影，像在手術現場目睹一切：「佗乃下刀，割開皮肉，直至於骨，骨上已青；佗用刀刮骨，悉悉有聲。」「佗刮盡其毒，敷上藥，以線縫之。」「（華佗）堅持不受（酬金），留藥一帖，以敷瘡口，辭別而去。」這故事世代相傳，人人對此事深信不疑。

根據陳壽《三國志・關羽傳》的記載，關羽於樊城攻曹仁發生在建安二十四年（西元 219 年），而「刮骨療毒」一事沒有明確的發生時間，或在攻樊城之前。那時的確是有醫生替關羽醫治箭傷。但這醫生並不是華佗！雖然《三國志・華佗傳》裡記載了華佗很多的醫療病例，但偏偏就沒有提到他曾為關羽治箭傷這回事。而《三國志・關羽傳》裡，也沒有記錄為關羽治病的醫師姓甚名誰，書中所述也和《三國演義》有所出入：「羽嘗為流矢所中，貫其左臂，後創雖癒，每至陰雨，

骨常疼痛。醫曰：『矢鏃有毒，毒入於骨，當破臂作創，刮骨去毒，然後此患乃除耳。』羽便伸臂令醫劈之。時羽適請諸將飲食相對，臂血流離，盈於盤器，而羽割炙引酒，言笑自若。」

值得留意的是，《三國演義》講的是華佗前來為關羽未能痊癒的右臂「刮骨療毒」，但《三國志》記錄的是醫師為關羽那已經痊癒、但在陰雨時還在痛的左臂治療。那麼，究竟箭傷是在左臂還是右臂？

無論如何，當時已有醫師能夠進行這樣的手術。

用現代醫生的眼光來看「刮骨療毒」，以及《三國志》的醫師所述：「矢鏃有毒，毒入於骨，當破臂作創，刮骨去毒，然後此患乃除耳。」相信關羽的傷口是受到細菌感染，而造成上臂肱骨（humerus）發炎（osteitis）或是骨髓炎（osteomyelitis），應該是屬於慢性骨頭發炎，需要進行直視（開放）外科手術（open surgery），把骨炎部分的膿液抽出（引流法 drainage），灌洗患處，並把浸泡在膿液中的死骨（片）（sequestrum）摘除。這叫死骨切除術（sequestrectomy），而不是用刀刮骨頭去毒。如果刮骨「悉悉有聲」這樣用力去刮，會損害骨的表層很薄的骨膜（periosteum），是會弄巧成拙的。

把膿液抽出，灌洗患處，以及把死骨（片）摘除的同時，醫生也會使用抗生素來消滅細菌，控制感染。

　　不過古代還沒有發現抗生素，那些因細菌感染所導致的傷口發炎，往往就是致命傷。甚至在上一兩個世紀，無數在戰場上受傷的戰士，不是死於槍炮，而是因為傷口發炎而喪命。直到 1928 年英國醫生弗萊明（Alexander Fleming，西元 1881 到 1955 年）無意間發現盤尼西林（penicillin，青黴素）。這種物質能對細菌產生抑制作用。這驚天動地的醫學發現，從此活人無數，惠澤人類。關羽能夠僥倖活下來，應該是本身有很強的免疫力，而那位為他「刮骨療毒」的軍醫，的確要記上一大功！

# 扁鵲換心

扁鵲是西元前的歷史人物，難道兩千多年前的
外科手術真的先進到如此地步？

一位外科醫生問我，有人告訴他中國古代名醫扁鵲（西元前 407 到前 311 年）是心臟移植的開山鼻祖，此話是否真的？對於扁鵲是世上做換心手術的第一人，我早存有疑問。扁鵲是西元前的歷史人物，難道兩千多年前的外科手術真的先進到如此地步？

為此我翻閱一些數據，發現換心此事有古書籍記載，連英文版的《維基百科》也提及《列子》中有換心故事。

在《列子‧湯問篇》裡記錄有關扁鵲為病人開胸換心的故事。

魯公扈、趙齊嬰二人有疾，同請扁鵲求治。扁鵲治之。既同癒。謂公扈、齊嬰曰：「汝曩之所疾，自外而幹府藏者，固藥石之所已。今有偕生之疾，與體偕長，今為汝攻之，何如？」二人曰：「願先聞其驗。」扁鵲謂公扈曰：「汝志強而氣

弱，故足於謀而寡於斷。齊嬰志弱而氣強，故少於慮而傷於專。若換汝之心，則均於善矣。」扁鵲遂飲二人毒酒，迷死三日，剖胸探心，易而置之；投以神藥，既悟如初。二人辭歸。於是公扈反齊嬰之室，而有其妻子，妻子弗識。齊嬰亦反公扈之室，有其妻子，妻子亦弗識。二室因相與訟，求辨於扁鵲。扁鵲辨其所由，訟乃已。

意思是：當年魯國的公扈和趙國的齊嬰同時生病，都去請扁鵲替他們治病。扁鵲認為，他們之間，其中一人自我意志堅強，但勇氣不足，因此足智多謀，但優柔寡斷；另一人自我意志弱，有勇氣，因此不善於出謀劃策，遇事獨斷專行。如果將二人的心交換，那兩人就很完美了。二人同意如此做法，扁鵲先讓他們喝下麻醉藥酒，開胸取出二人心臟，相互交換後，放回各自的胸腔，然後把傷口敷上神藥。兩人昏迷了三天後醒來，就各自回家。

沒料到，當他們各自回到家裡，雙方的妻兒都不認識回家的人，還引起一場官司。後來經扁鵲解釋換心事由後，真相大白，事情才得以平息。而扁鵲高明的醫術不脛而走！但是西漢景帝時期出生的司馬遷所著《史記》中，雖有記載扁鵲的事蹟，卻沒有提到他替人換心一事。

我們很難想像，兩千年前的醫學究竟發達到什麼地步？別說古代沒有微生物學，還沒有發現抗生素，對治療手術後的感染沒有特效藥。而且古人對人體解剖學、生理學的認知

有限，說那時的麻醉水準可以令病人昏迷三天，甦醒後安然回家，簡直是神話！我們都知道器官移植的最大難題是移植的器官組織必須能相配，才能夠避免排斥作用，而不是靠手術技巧。沒有抗排斥藥物，病人也很難活得長久。

我所知道的事實是：世界上第一個進行換心臟手術的醫生，不是扁鵲，而是生於兩千多年後的南非醫生巴納德（Christiaan Neethling Barnard，1922 到 2001 年）。我讀過他的自傳《一個生命》（*One Life*），記錄他在 1967 年 12 月 3 日在南非

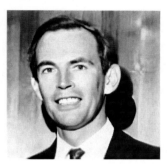

巴納德醫生

的 Groote Schuur Hospital，為末期心臟衰竭的病人沃什坎斯基（Louis Washkansky）牙醫進行九小時的手術，把一個在車禍中嚴重受傷的戴維（Denise Darvall）女士的心臟移植到他的身體裡。

一夜之間，這突破性的醫學創舉消息傳遍全球，轟動整個世界，也帶給患嚴重心臟病的病人新的希望。雖然沃什坎斯基只活了十八天，不過以後的心臟移植病人都因為有了這醫療法而能夠活上好多年，目前的五年存活率在百分之七十以上。

到目前為止，活得最長的心臟移植者是美國的 Tony-Huesman，至今已經二十九年。有一位在 1985 年接受過心臟

移植的新加坡人，至今仍健在。[02]

　　扁鵲能夠做心臟移植是難以置信的事。兩千多年前古人對於解剖和生理學了解不夠，認為心臟是思維的中心，控制著思考、情緒、記憶，以及聰明才智等功能。所以才有以下詞句出現：我的心在猜想，我的心在想念你，我的心裡頭很氣，心狠手辣，心胸狹窄……

　　問一問那些接受過心臟移植的人，他們接受了別人的心臟是否因此而性情大變，人格行為有異？接受器官的人是否將原器官所有人的思想、記憶、情感都一一移植過去？這些事實能夠證明真正控制著思考、情緒、記憶等功能的是人類的大腦。

　　古人編出這個神話故事的原因有二：

　　一是古代的人有豐富的想像力，想到把別人的聰明智慧移到自己的心去（其實是腦袋），來補自己的不足或缺陷。那是多麼美妙的事！故此用了神乎其技、家喻戶曉、人人敬仰的醫者扁鵲的名義，用換心術來取長補短，掇菁擷華，讓自己更加完美。這種做法有點像武俠小說裡的「移魂大法」。其實，懂得生理學的都知道，真正需要移植的不是心臟，而是腦袋！

　　中國人世世代代傳承「嫦娥奔月」的故事，希望有朝一日

---

[02]　指此文最初發表時。Tony Huesman 和下文的「新加坡人」都在術後活了三十一年。

能夠實現飛天的夢想，登上稱為「廣寒宮」的月亮。連扁鵲都有特異功能，能「視見垣一方人」（能夠看見牆另一邊的人），在診視別人的疾病時「盡見五臟症結」（能看到病人五臟內所有的病症），相信這也是古人的夢想，希望能夠把人體內的五臟六腑看透。其實這些故事給予我們的啟示是 —— 只要有夢，夢是會成真的。可不是嗎？如今我們有了 X 光、電腦斷層掃描影像（CT scan）、磁場共振影像（MRI），心臟移植、人類登陸月球的夢也相繼實現。

二是透過這些神話故事所含的寓意，反映和批評當時的政局。暗示人無完人，領導們要有設身處地、易位思維的處事態度。要知道，在封建時代，膽敢批評統治者、當權者是犯上，大逆不道，可能招來殺身滅族之禍。人們為了保身，不敢直言不諱，只能透過寓言、神話來隱喻。

所以，《列子》的換心故事，只能當作是神話傳奇故事，不可以列入中國醫學史冊。

扁鵲換心

# 秦始皇的死因

這些紀錄都指出，秦始皇是因病而死的，
不是被謀害死亡的。

## 最後的旅程

　　山東省最東北的成山頭，是中國大陸最早看見海上日出的地方，被譽為「亞細亞太陽啟升的地方」。那裡的廣場還豎立起「看中國第一太陽」的石碑。那裡也是全中國唯一一座紀念這位「千古一帝」秦始皇（西元前 259 到前 210 年）的廟宇的所在地。

　　史書記載，秦始皇三十七年（西元前 210 年）十月，秦始皇率領小兒子胡亥、左丞相李斯、上卿蒙毅以及隨從文武百官，西出都城咸陽，開始他的第五次出巡。這次的旅程長達九個月。當皇帝車馬行至成山頭時，秦始皇稱該地為「仙境，天盡頭」。

　　這次秦始皇東巡，來到天盡頭，他的目的是追求長生不老

的藥物。不過他所始料不及的是，他的長生之夢行將幻滅。這次他不但來到天盡頭，也走到生命的盡頭，死在回京的途中。他離開成山頭後往西行，途經平原津（今山東平原西南）時就病重不起，但是御駕還繼續前行，到了七月丙寅這一天，秦始皇在沙丘平臺（今河北廣宗西北）駕崩，享年四十九歲。《史記》的紀錄只有寥寥十二個字：七月丙寅，始皇崩於沙丘平臺。

兩千多年前，沒有飛機，沒有機火車輛，沒有柏油路或高速公路，一路上走在顛簸不平的路上的秦始皇，肯定勞累不堪。

至於秦始皇是怎樣死去的，河南大學王立群教授在他2008 年的著作 ——《王立群讀史記之秦始皇》有詳細分析：謀殺說和病死說。

## 秦始皇的死因

閱讀歷史的人知道，凡是帝王的死因，大多離不開被謀害或謀殺的嫌疑，也說明了歷朝歷代宮廷一直上演著勾心鬥角的名利權的激烈爭鬥。除此之外，就是帝王因為妃嬪眾多，旦夕干戈，掏空了身子，透支生命，死於色慾過度！

秦始皇被謀殺之說是懸揣他可能被寵臣趙高所謀害。趙高是主持機要辦公事務的中車府令兼任行符璽事（職掌傳達皇帝命令的「璽」和調兵的憑證「符」）。不過謀殺說的證據薄

弱。至於中國現代劇作家、歷史學家、作家郭沫若所寫的歷史小說《秦始皇之死》，也只不過是一種推測，並沒有文獻、文物佐證。無論如何，他寫的只不過是小說，不能認真當作史實或正史。他曾寫道：「……癲癇病發作，後腦撞到了青銅冰鑑上（冰鑑是古代器皿，把冰置放其中來冷藏食物），加劇了腦膜炎併發，陷入昏迷……」也不可盡信，史書好像也沒有記載此事。個人根據病理學推測，秦始皇並不是癲癇病發作，而是因嚴重中暑，導致抽搐和昏迷。至於說是腦膜炎併發，不知道兩千多年前，會有人知道「腦膜炎」（meningitis）這病理名詞嗎？說「……後來由於政務繁重，引發腦膜炎和癲癇等病症……」更是不合乎邏輯！郭老還寫到秦始皇死後被發現，「……右耳流著黑血，右耳孔內有一根寸長的鐵釘……」更令人覺得不可靠。究竟那根鐵釘是誰插進去的？我不知道郭老是不是受到南宋法醫學家宋慈（西元 1186 到 1249 年）所編的《洗冤集錄》裡頭「要仔細看驗體內，怕有鐵釘或其他東西在內」的影響而做此揣測。

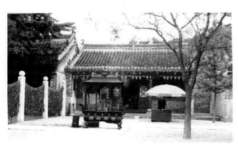

秦始皇廟

　　而其他流傳民間的故事，多是以訛傳訛，更是令人難以相信的。

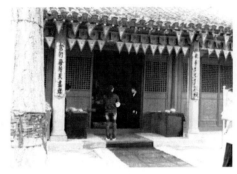

秦始皇殿

　　我個人認同王教授的病死說。其實在《史記》裡，就有關於「病」這個字的記載：「上病甚益……」（《史記·秦始皇本紀》）；「……始皇帝至沙丘，病甚……」（《史記·李斯列傳》）。王教授解釋：「中國古代文獻的『病』與現代漢語中的『病』概念不一樣，一般較輕的病古代文獻只稱『疾』，只有重病才稱『病』……」

　　這些紀錄都指出，秦始皇是因病而死的，不是被謀害死亡的。至於秦始皇是死於什麼病，還是一個謎。史籍也沒有詳細記錄他患病的經過以及醫療過程。我們不妨用醫學、科學常識來分析一下歷史的記載和野史或傳聞的可靠程度，同時推斷秦始皇病死的原因。

# 熱射病

我認為秦始皇是病死於「熱射病」，就是一般人所說的嚴重中暑（heat stroke）。

熱射病是導致英國理查一世在 12 世紀聖地之戰兵敗的原因。近代歷史上，1967 年以色列與埃及的六日交戰中，有兩萬埃及戰士中暑。所以，行軍出遊都可能導致中暑。

秦始皇病發的時候，正值炎熱的盛夏，熱浪襲人，猜想當時氣溫是非常高的，雖然他只是坐在車裡（兩千多年前的車裡是絕對不會有空調冷氣裝置的），但是卻得忍受長達數月的長途跋涉，鞍馬勞碌，休息不足，的確很容易生病。

為什麼說秦始皇是死於中暑呢？先談人的體溫控制這一生理機能。人（以及其他哺乳動物）是恆溫（homeothermic）動物。人的體溫在三十七度左右。人的大腦有一個區域，是人的體溫調控中心，監控著體溫變化情況，讓體溫保持恆定。這個體溫調控中心還會指令皮膚出汗吸熱，然後汗液蒸發，把熱量帶走，這是人的一種很重要的散熱方式。要維持體溫，就得要不停地透過皮膚把體內所產生的熱量散發出去，否則就不能保持恆溫狀態。如果體熱不能散發，在體內急速積聚，體溫繼續上升，就會導致熱衰竭（heat exhaustion）。

恆溫動物有異於變溫或冷血（Poikilothermic）動物，如兩

棲動物、爬行動物，後者的體溫變動受到周圍氣溫左右。

除了氣溫高之外，還有很多因素促使秦始皇中暑。

第一，他所穿著的衣裳一定十分華貴，所用的衣料可能比較厚，滲透性較低，或是用了不容易散熱的面料。

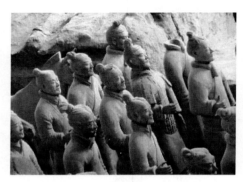

兵馬俑

第二，為了防備被人暗殺。西元前 227 年，秦始皇差點被燕國太子丹派去的刺客荊軻刺死；西元前 218 年，秦始皇被韓國的張良與所得力士刺客在博浪沙（今河南原陽境內）狙擊。為了不讓別人看得到他，成為狙擊者的目標，他的座駕猜想是密封的（就算有窗戶，也是不常開啟的），讓外人無法一睹始皇的廬山真面目。秦始皇製造了很多相同的車輦（座車），他乘坐其中的一輛，而且時常換乘座駕，讓狙擊手不知道他「匿藏」在哪一輛座駕中。

這麼一來，秦始皇坐在密不透風的馬車裡，空氣流通不足，熱氣難以散發出去，使得座駕裡的溫度上升。

秦始皇出巡時，他的車隊應該是浩浩蕩蕩、戒備森嚴的。那麼車子的裝飾以及外形構造又是怎樣的？

　　1979 年，中國考古隊在秦始皇陵寢西側二十公尺處發現了銅車馬，有人推測秦始皇的座駕是由青銅鑄造，銅很堅固，是用來製造座駕、防止襲擊的最佳材料。但是銅也是很好的傳熱導體。這麼一來，坐在通風裝置甚差的車裡面的秦始皇，廂內溫度之高可想而知！

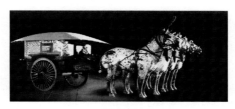

銅車馬

　　出汗是很高效的散熱方式。汗液蒸發，使得液體變成氣體，可以消耗熱能，令體溫降低。科學計算，每蒸發一克水就可帶走二點四三千焦的熱量（相等於〇點五八大卡路里）。不過，不是汗流出來了就可以馬上蒸發掉。汗液能否有效地蒸發掉，還要看當時周圍空氣的溼度（humidity）。當相對溼度大於百分之七十五時，是沒法有效地蒸發汗液的。除此之外，流通或流動的空氣（風）也會把蒸發出的熱量帶走。如果周圍溫度很高，又沒有風吹，甚至被猛烈的陽光直接照射身體，體熱就沒法有效地散發，就會出現中暑或熱損傷病了。

## 中暑的程度

學過急救或護理的人，都知道中暑的程度有輕重差異之分。

中暑大致上可分為以下四類：

(1)熱（中暑）暈厥；

(2)熱（中暑）衰竭；

(3)熱（中暑）痙攣；

(4)熱射病。

目前全球還沒有一致認同的中暑定義，也沒有證據顯示，輕微的熱損傷病如熱暈厥、熱痙攣，如果沒有及時治療的話，是否會演變成嚴重結果。但是熱衰竭是有可能演變成熱射病的。

一般來說，輕度中暑，只要到陰涼、通風的地方（最好有冷氣裝置），脫掉衣服，稍為休息一會兒，喝冷飲（含鹽但不含有酒精），身體就能很快恢復過來。

## 中暑致死的病理

中暑的症狀有冒汗，煩躁不安，呼吸短促，心跳加速，頭暈，頭疼，疲倦，身體虛弱乏力，肌肉痙攣（抽筋），噁

心，嘔吐等。

　　如果對中暑沒有及時治療，就會出現更嚴重的後果。這時身體的調控中心出現障礙，身體不再出汗，皮膚乾燥灼熱。在這種情況下，體溫會在短短的十幾分鐘內，急速上升，高達四十度，甚至更高，這時患者會神志模糊或昏迷，混亂不清，抽搐，不省人事。這就是醫學上稱的熱射病。如果再不及時救治，情況會進一步惡化，導致瀰散性血管內凝血（disseminated intravascularcoagulation，DIC），這時內臟器官受到損害，如急性腎衰竭，呼吸窘逼，肝功能衰竭，腸道缺血，等等，臨床學稱為「多器官功能障礙綜合症」（multipleorgan dysfunction syndrome，MODS），最後會導致死亡。

　　所謂瀰散性血管內凝血，是因為細胞（壁）受到高熱損傷（毒害），產生某些致病因子，使凝血因子或是血小板被啟用，大量促凝物質入血，從而引起一個以凝血功能失常為主要特徵的病理過程，主要臨床表現為出血、休克、器官功能障礙和溶血性貧血。它是許多疾病發展過程中出現的一種嚴重病理狀態，是一種獲得出血性綜合症。

　　所以，猜想秦始皇是因嚴重中暑，導致瀰散性血管內凝血（DIC），以致多器官功能障礙綜合症（MODS），最後導致死亡。

　　DIC 的預後（prognosis）或後果極為嚴重。有了這樣的狀況，非得馬上進入醫院，接受加護治療，監察心臟、呼吸功

能，以及接受如輸血或血漿、制止出血等等治療。

那麼輕微的熱損傷又如何救護呢？如果出現熱射病症狀，應馬上送去醫院，與此同時，要把患者轉移到陰涼地方，並採取措施立即讓體溫降下來，例如用涼水浸泡患者，用水龍頭朝患者沖涼水，或者用浸了涼水的海綿、毛巾給患者擦身體。不過應避免用太冷的水，如果冷到讓患者寒顫，反而會增加其體熱產生。

還應為患者補充失去的液體來恢復血液循環和正常血壓，確保腎臟有足夠的血液循環，不使腎臟因缺血受損，導致腎衰竭。但是要避免過量點滴，加重心臟負荷，以致引起心臟衰竭以及急性肺水腫（acute pulmonary oedema）。

至於服用藥物來降溫，包括一般的退燒藥，是不能起加快降溫作用的，無須考慮使用。

預防勝於治療。在炎熱的天氣，要採取一些措施預防中暑，如多喝水（不要口渴了才去喝），減少運動，少穿衣服，避免陽光直接照射，在陽光下活動要塗防晒乳等。在周圍溫度接近體溫時，風扇已起不到預防中暑的作用，最好的辦法還是使用空調。

# 馬王堆女屍有糖尿病？

有理由相信，辛追夫人生前是個長期糖尿病患者。

知道誰是辛追夫人的人並不多，但是說到長沙馬王堆女屍就有很多人知曉，很多人還和她「見過一面」呢！

1972 年 4 月，中國的考古團在湖南長沙東郊馬王堆，發掘出距今兩千一百年的古墓穴，裡面還有一具在地底下沉睡了兩千一百年的女屍。和她隨葬的還有大量和歷史、地質、天文、星象、紡織、服飾、冶金、工藝、食品、音律、計量等有關的古代科技產品或其他文物。這些發現，震驚了整個世界。

考古學家和歷史學家經過研究墓室裡所發現的一顆印章，證明女屍是西漢文帝時期（西元前 179 到前 157 年）的辛追夫人。漢文帝劉恆是漢高祖劉邦的第四子。辛追夫人的丈夫軟侯利蒼當時被劉邦委任為異姓諸侯國 —— 長沙國的丞相。

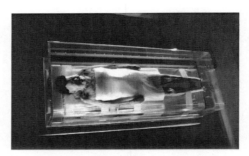

湖南省博物館的兩千一百年前的女屍

和埃及的木乃伊乾屍不同,馬王堆女屍是一具沒有腐化的溼屍。兩千多年來,屍體並沒有多大的變化,沒有高度腐爛,故此病理學醫生能夠解剖這具溼屍。醫學人士認為這死於西元前 168 年的女屍是保留了兩千多年的最珍貴的病理學標本。根據她的解剖報告,這位養尊處優的利蒼夫人辛追生前可謂百病纏身。她患有膽結石 (gall bladder stone)、腰椎間盤脫出症 (prolapsed intervertebral disc)、肺結核,也曾有過右前臂骨折,以及感染了蟯蟲病、鞭蟲病和血吸蟲病。這些寄生蟲病,也反映了當時長沙的公共衛生以及食水環境條件。更嚴重的是辛追夫人還患有全身性動脈(包括冠狀動脈)粥狀硬化症,有百分之七十的主動脈堵塞。就是這急性「冠心病」(心臟病爆發)導致她猝死,死時才五十四歲。這項病理發現,顯示被視為 20 世紀「文明病」的動脈硬化、心臟病早已存在於兩千多年前。

從解剖病理報告,我們知道辛追夫人有全身性動脈(包

括冠狀動脈）粥狀硬化症。追根究底，這種血管病理變化是怎樣得來的？有人說是老化過程，有人說是不當飲食，過度營養，攝取過多高脂肪食物，導致高血脂、高血壓、過肥，以及精神壓力等所引起。

我們知道，血管病，尤其是全身性的血管病是糖尿病的併發症。動脈血管壁因此變硬，再加上黏附在血管壁的粥狀斑塊，造成動脈狹窄，阻塞血流供應氧氣、營養液到身體其他組織如心肌、腦、腎臟、四肢等。有理由相信，辛追夫人生前是個長期糖尿病患者。

為什麼說是糖尿病呢？糖尿病是一種高血糖的慢性病。糖尿病之所以嚴重，是由於體內的血管長期受到高血糖的影響，導致身體內器官的血管、血管壁受到破壞和阻塞，這些進行性的病變，會造成視網膜血管出血，導致失明；腎臟受到損壞，出現微白蛋白尿，導致腎臟衰竭，需要洗腎換腎；心臟動脈栓塞，導致心臟病爆發或猝死；神經纖維受損，使得觸覺衰退；腦血管阻塞，引發中風；如果下肢血管阻塞，傷口潰爛難以癒合，引起嚴重的感染，會有生命危險，可能還需要截肢；此外還有陽萎等嚴重併發症。患糖尿病的日子越長（尤其是沒有善加控制血糖），併發症的機率和風險越高。

糖尿病是由於種種原因使身體出現了代謝障礙或紊亂而引起的一連串病變，用今天的醫學術語，是現代人所謂的代

謝綜合症。高血糖和全身性血管病變的病理變化和機制屬於學術性理論，這裡不詳細討論。整體而言，糖尿病和血管病是息息相關的。糖尿病病人除了有高血糖之外，通常也同時患有高血壓、脂質代謝障礙（如高血脂、高膽固醇），這樣更加劇血管損害。

辛追夫人也許患上了代謝綜合症。當然，兩千多年前的古人，是沒有代謝綜合症這種概念的。代謝綜合症有很多不同的定義，不過都大同小異。早在 1920 年左右，瑞典醫生凱林（Kylin）就觀察到高血壓、高血糖和痛風如影隨形出現在同一個病人身上，後來又有醫生發現糖尿病和胰島素抵抗性有密切關係，也就是說，當身體組織、細胞不能對胰島素產生應有的反應，會引起高血糖。

1998 年，世界衛生組織（WHO）對代謝綜合症所下的定義是：糖尿病加上肥胖（尤其是「大肚腩」），異常脂質代謝如三酸甘油酯過高或是高密度脂蛋白膽固醇過低，血壓高於一百四／九十，以及尿液含有微白蛋白。代謝綜合症的病因仍然不盡明朗，病理也相當複雜，可能和缺乏運動、慣於靜坐、老化，以及遺傳基因等有關。

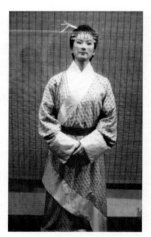

透過電腦還原的
辛追夫人蠟像

可惜兩千多年前的醫學水準，不

可能以科技方法來證實辛追夫人是糖尿病患者，也沒有技術
測定她是否患有今日文明社會的「三高」——高血壓、高血
糖、高血脂，甚至高尿酸等。

　　根據近年來的一些數據，有百分之十到二十五的亞洲人
口患有代謝綜合症。這些人面臨糖尿病以及心血管病的風
險，不嚴加控制會使壽命縮短，影響生活品質。

　　屍體解剖還證實辛追夫人患有膽結石。膽石多數是由膽
囊內膽汁所含的膽固醇形成。但是，高血脂並不一定會有膽
石。不過三酸甘油酯高的人較多患有膽石病。膽結石也是動
脈粥狀硬化症的高風險因素之一。

馬王堆女屍有糖尿病？

# 由馬王堆女屍談到血吸蟲病

利蒼夫人辛追身體裡發現有血吸蟲的蟲卵，
證明她生前有被這寄生蟲感染。

讀過了長沙馬王堆女屍的剖解病理報告，知道這死於西元前 168 年的女屍利蒼夫人辛追生前百病纏身。除了患有全身性動脈（包括冠狀動脈）粥狀硬化症之外，她還患有膽結石、腰椎間盤脫出症、肺結核、骨折，而且她體內還有很多種寄生蟲如蟯蟲、鞭蟲和血吸蟲。

利蒼夫人辛追身體裡發現有血吸蟲的蟲卵，證明她生前有被這種寄生蟲感染。這不是一個單獨的病例。利蒼夫人辛追出土後的三年（1975 年），在當時湖北省的江陵縣也發現一具男古屍。從他的口腔中所含刻有篆體「遂」的一顆玉印，以及墓內竹簡記載，他名字叫「遂」，是江陵西鄉市陽裡人，下葬於西元前 167 年。考古發現，遂的爵位為五大夫，算是個縣官品級。

經過屍體解剖，在遂的身上也發現有血吸蟲的蟲卵。說

　　明血吸蟲這種寄生蟲病已經存在好幾千年。除了湖南和湖北外，它的蹤跡遍布中國南方各省分，出現在長江流域一帶，危害該地的居民。還有一些報告記載，在儲存三千年之久的埃及木乃伊乾屍上，也發現有血吸蟲蟲卵，可見這種寄生蟲的確有很強的生命力。

　　為什麼說它有很強的生命力呢？如果知道這些寄生蟲的生活史，就會了解它能夠存在三千年以上不被自然淘汰而致滅絕，消失在生物界裡，實在是不簡單的事情。

　　這種寄生蟲為了繁衍，不至於絕種，就得寄居在不同的宿主身上來完成它的生命歷程。首先血吸蟲的卵得要隨著排出的糞便，離開它的第一個宿主 —— 受感染的患者（人）。排出的蟲卵含有毛蚴，很快在淡水的環境裡（湖沼、池塘）找到它的第二個宿主 —— 釘螺（釘螺有別於體積較大的可吃的田螺）。蟲卵在釘螺體內孵化成為尾蚴，然後離開這第二宿主釘螺，在水中活動，找尋新的宿主。

　　有釘螺、有尾蚴生活的水，叫「疫水」，人所以感染到血吸蟲病，是因為在生產或生活中接觸到甚至飲用疫水，如漁民、岸邊生活的居民、嬉水的孩子。

　　尾蚴侵入人的皮膚後發育成童蟲，進入肺部，最後移居肝臟，吸取紅血球作為它的營養液。經過六到八週，這些發育成熟的成蟲，雌雄兩蟲合體，定居在腸繫膜靜脈裡，開始

排出數以千百計的蟲卵，在腸道與糞便混合，排出人體外，又開始新一輪的生命循環。這就是吸蟲 —— 脊椎動物 —— 無脊椎動物（螺）的生活史。

這樣的「吸蟲 —— 脊椎動物 —— 無脊椎動物」循環生活史，竟然可以讓血吸蟲在這嚴酷的物競天擇，適者生存的條件下存在數千年，顯示出它強韌的生存能力。

很多的吸蟲寄生蟲的生活史都是如此複雜，是我們當醫科學生應考寄生蟲學時深感頭痛的事。就是因為有了對這些寄生蟲的生活史的了解，考古學家能夠推測出那位史料不多、身分尊貴的利蒼夫人辛追的出身，認為她成長於湖沼地帶，出身卑微貧寒。而遂是江陵人，生於斯，長於斯，接觸到血吸蟲的尾蚴以及受感染的機會是極大的。

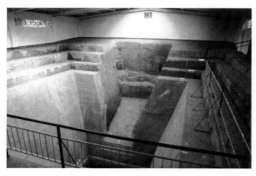

馬王堆

血吸蟲感染給人體所帶來的病患是肝臟病變，早期病症有肝膿腫，晚期出現肝臟硬化、腹部積水、消化道出血、肝

功能衰竭、昏迷。那些受血吸蟲感染的孩子會發育不良,「侏儒」體型,同時伴有脾臟腫大、腹部鼓脹等。血吸蟲給該地區的人民帶來巨大災害。20 世紀的上海、湖南等地還有為數不少的居民因血吸蟲感染而死。

人類吸蟲病有好多種,除了血吸蟲外,還有肝吸蟲病(也叫華支睾吸蟲病)、肺吸蟲病、薑片蟲病,以及肝片吸蟲病等等。這些吸蟲有很相似的複雜生活史,都是需要螺類這種無脊椎動物作為它的宿主,然後又去尋找第二個宿主,如淡水魚、蝦、蟹類,以及水上植物如菱角、荸薺(馬蹄)等,最後回到人類宿主身上。

說說肝吸蟲病吧,這種感染和飲食習慣有關,如果吃了含有囊蚴的生魚、刺身或烤得半熟的小魚,肝吸蟲囊蚴就會進入人體,然後在肝膽管內寄生,到了一定時間就會產卵,引發一連串併發症,如急慢性膽囊炎、膽結石等。有很多人受到感染十多年而毫無症狀,不知道已被感染。但等到發現的時候,很可能有膽管阻塞,膽囊、胰腺發炎,甚至發展成為肝硬化、肝癌,一發不可收了。根據 2006 年的數據,廣東省肝吸蟲病發病率為中國之最,六十三個縣市有肝吸蟲病流行,人群肝吸蟲病感染率高達百分之五點三六,流行區肝吸蟲病感染率更高達百分之十六點四二,猜想全省感染總人數超過五百萬,感染情況在全國最為嚴重。

所以當地的衛生局和監管機構要求餐飲業和集體食堂進行全面衛生檢查，各類淡水產品必須嚴格按照衛生規範進行加工，要煮熟煮透，防止生熟交叉汙染。人們要避免吃未熟的魚蝦，尤其是「來歷不明」、在受蟲卵汙染的疫水捕捉的魚。當然預防措施如控制螺類繁衍，切斷傳染環節或吸蟲的「生活循環」，加強衛生宣傳教育工作等也是十分必要的。

　　病從口入，對於飲食，我們不得不加倍小心。

由馬王堆女屍談到血吸蟲病

# 皇帝也中毒

> 這些所謂長生丹藥，無非是淫樂縱慾春藥的代名詞和體面用語。

　　歷史上皇帝能夠安枕善終的不多，他們不少是被人下毒致死，或是自己甘願「服毒」，毒死自己。

　　被人下毒毒死的皇帝不勝列舉，他們多數是宮廷鬥爭、皇位繼承爭霸戰的犧牲者。例如漢朝的平帝（西元前 9 到 5 年）傳說是被岳父王莽獻上的毒酒毒死。漢末質帝劉纘（西元 138 到 145 年），這童言無忌的小娃娃，只因為叫了大將軍梁冀一聲「跋扈將軍」，被後者毒死。西晉的白痴皇帝惠帝司馬衷（西元 259 到 306 年）傳說是被東海王司馬越毒死。北朝北魏獻文帝拓跋弘（西元 454 到 476 年）傳說是被「養母」馮太后用毒酒鴆殺。唐朝的中宗李顯（西元 656 到 710 年）傳說是被妻女韋后和安樂公主毒殺。有名的五代詞家南唐李後主（西元 937 到 978 年），就因寫下《虞美人》，宋太宗不滿他那句「故國不堪回首月明中」，命人在他七夕生日那天將他毒

死。元朝的太宗窩闊臺（西元 1186 到 1241 年）和長子定宗由
貴（西元 1206 到 1248 年）相傳也是被毒死 的。

還有那些自己毒死自己的皇帝。他們長期服用含有重金
屬化合物的丹藥，導致慢性中毒而喪命。

當上了皇帝，養尊處優，天天享樂，當然想當個名副其
實、長生不老又不死的萬歲爺。故此很多帝王迷戀上能夠令
人長生不老的神丹靈藥。所以秦始皇訪仙求藥，漢武帝煉化
益壽不死丹藥，唐太宗李世民服食古印度方士的長生藥，宋
太祖趙匡胤詢問養生祕術。這些封建帝王對道家的丹術走火
入魔。在明朝，先後有五位皇帝明顯死於丹藥：仁宗、世宗、
光宗、熹宗和南明帝。清朝雍正帝也長期吃可能含有汞、
鉛、硒等重金屬的丹藥而中毒。他算是中國最後一位寵通道
士、迷戀丹藥的皇帝。他所吃的所謂丹藥，是道士們用鉛
砂、硫黃、水銀等天然礦物做原料，用爐鼎燒煉而成。道教
認為吃了丹藥可以長生不老。

丹藥即丹砂，其化學成分是硫化汞（$HgS$），在自然界中
呈紅褐色，被稱為辰砂、硃砂或丹砂，後來泛指「長生藥」或
「點金藥」。有些藥物如「金英丹」含有水銀、砒霜（砷）。

傳統醫學文獻中，水銀（汞）是「大毒之品」，「入骨鑽
筋，絕陽蝕腦」。過量的或長期使用水銀都會引起水銀中毒。
水銀能破壞人的神經系統，損害腦部及消化系統，嚴重的甚

至會破壞腎臟，造成難以補救的傷害。英文醫學文獻中也有很多實驗報告，如用硫化汞餵食動物，查出汞可被吸收入體內，在腦、肝、腎等器官累積，造成這些器官永久性的損傷。慢性中毒會導致口部潰瘍，有金屬味，牙齦肥厚，容易出血，呈現藍線，唾液增加，動作失調，過度興奮等。

在唐朝，煉製丹藥活動達到高峰，唐朝皇帝也是遭受丹藥之毒最為嚴重的。《新舊唐書》記載，唐朝二十一位皇帝中，至少有十一位皇帝迷戀丹藥（太宗、高宗、武則天、玄宗、憲宗、穆宗、敬宗、文宗、武宗、宣宗、僖宗），而其中應該有六位死於丹藥（太宗、憲宗、穆宗、敬宗、武宗和宣宗）。中國歷史上被「長生藥」毒死的第一個皇帝，應該算是唐太宗了。

中國古代的春藥是用來增強性功能和提高性快感的藥物或處方，來自道教的煉丹士。這些所謂長生丹藥，無非是淫樂縱慾春藥的代名詞和體面用語。煉丹士們配製過很多「春藥」，主要原料包括處女經血、童男精液、汞、鉛和一些硫化物。這種以透支生命來兌換快感的春藥，弊多於利，害處很大。

明朝服用丹藥和春藥最出名的皇帝恐怕非世宗朱厚熜（西元 1507 到 1566 年）莫屬。他的兒子穆宗朱載垕（西元 1537 到 1572 年），也繼承父「孽」，熱衷於春藥，因縱慾過度而英年早逝。

　　為什麼明世宗因為春藥而「出名」？原因是他選過很多女孩入宮，準備用她們的經血來煉製「元性純紅丹」、長生不老丹及房中藥來供他淫樂，從而導致西元 1542 年的「壬寅宮變」。不堪摧殘凌辱的宮婢楊金英等乘世宗熟睡之際，企圖把世宗勒死。事敗後，楊金英等和幾個王妃同被處死。

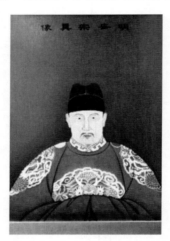

懸掛在南京閱江樓之明世宗嘉靖畫像

　　現在，一些成藥及食品中也含有重金屬化合物。如果經過藥品檢控處查出有關成藥超過「標準規定」，這些藥物就會被禁止售賣和服用。新加坡法律規定，任何人售賣或供應含過量有毒重金屬，如砒霜、銅、鉛和水銀等藥物是犯法的。一旦罪名成立，可被罰款或坐牢，或兩者兼施。

# 帝王也自殺

自縊（上吊）大概是中國人最常見的結束生命的
方式。
和自刎相比，自縊沒有刀光劍影，
沒有血流塗地和恐怖死狀……

　　能夠登上皇位，成為九五之尊，位高權重，呼風喚雨，
理應只是祈求長生不老，活上萬歲萬萬歲，永享人間榮華。
可是，歷史上也有自尋短見、自殺身亡的帝王。

　　自古到今，中國共出現了五百五十九位帝王，其中當皇
帝的有三百九十七人（開始於千古一帝秦始皇嬴政），成為王
者的有一百六十二人。根據統計，其中有三分之一的帝王死
於非命，就是今天所說的「非自然死亡」，屬於警方（公安）
要法醫驗屍調查真正死亡原因的案件。所以說做皇帝是「高
風險行業」，他們活在腥風血雨、刀光劍影的宮廷內，每分每
秒都可能喪命。南朝劉宋，前廢帝劉子業要殺只有十歲的新
安王劉子鸞，聽到聖旨後，後者悲憤地對左右說：「願後身
不再生帝王家！」二十多年後，劉宋末代皇帝順帝劉準被殺

之前，也說出了相同的話。

說到自殺的帝王，這裡只舉出自刎和自縊的例子，他們之死多是逼於無奈，自知大勢已去，難容於人，唯有自行了斷。

史冊有記錄第一位以自刎方式「殉國」的皇帝，竟然是「千古一帝」秦始皇的兒子胡亥。秦始皇死後，宦官趙高把持秦政。胡亥對隱瞞真相的趙高深感不滿，而本來就有篡位之心的趙高先下手為強，派女婿閻樂帶領上千人，藉口抓捕盜賊，直闖胡亥的行宮。胡亥自知已是窮途絕路，逼於無奈，抽劍自刎。胡亥遭此下場是罪有應得。他凶殘暴政，殘殺手足，在位時肆意誅殺，天下讓他搞得一團糟，導致陳勝、吳廣起義反秦，出現後來項羽、劉邦楚漢爭霸的局面。

還有一位自刎的王公，是那位「力拔山兮氣蓋世」的楚霸王項羽（西元前 232 到前 203 年）。當時項羽的軍隊被劉邦（西元前 256 到前 195 年）擊潰，逃到垓下（現安徽靈璧）。劉邦率領的漢軍把垓下團團包圍，在四周圍奏起楚人的歌曲（四面楚歌），以此動搖楚軍軍心。在這種窮途末路的情況下，他的愛妾虞姬為了不使項羽為她牽掛，先行自盡，希望項羽振作起來，反敗為勝。項羽帶領軍隊突圍到了烏江亭，亭長勸他渡過淮河，在江東自立為王，重起爐灶。但是項羽選擇放棄，說：「天之亡我，我何渡為！……縱江東父兄憐而王我，

我何面目見之？」拔劍自刎而死，死時三十一歲。這段事蹟記錄在西漢司馬遷的《史記·項羽本紀》。

西方亦有一位選擇「自刎」的古羅馬皇帝。西元 64 年，羅馬城曾經發生一場大火，當時很多人認為那是窮奢極侈的尼羅皇帝（Emperor Nero，西元 37 到 68 年）派軍隊幹的，其目的是在那裡興建一座富麗堂皇的金宮，讓自己享受。結果引起一場叛亂，叛軍推翻了尼羅皇帝，逼使他自殺。這就是歷史上的「暴君焚城」。「暴君焚城」的故事曾多次被搬上銀幕，我念中學時曾經看過同名電影。

比起楚霸王項羽，尼羅皇帝的死窩囊得多。他自知大勢已去，也知道元老院宣布他為人民公敵，群眾可得而誅之。尼羅聞悉後，寧可選擇自殺。可是膽怯怕死的暴君，竟然下不了手，他多次拿起匕首，卻不敢往胸膛上刺，最後還是他的私人祕書幫他把匕首捅進喉嚨，他死得完全沒有英雄氣概。據說，他臨死前還發出豪語：看我這個藝術家是怎樣死的！ Qualis artifex pereo!（What an artist dies in me!）看來有點阿 Q 精神！

以自縊方式結束生命的帝王，有春秋戰國時期的楚成王（西元前 7 世紀到前 626 年），他因為立嗣招致縊死之難。這平生有所作為的成王，晚年昏庸，不聽從令尹子上的勸說，立了生性凶殘的兒子商臣做太子，後來成王改變主

意，要把他廢黜，改立公子職。商臣獲悉此事，發難圍攻成王，成王自知無望活命，臨死要求「……請食熊蹯而死（要煮熟熊掌需要一段時間，他想藉此拖延時間），不聽（不獲准）……」，無可奈何，唯有「自絞殺」（上吊而死）。四十六年前，楚成王殺掉了親兄楚王堵敖才當上國君。難道這骨肉相殘是因果報應？

還有一位以自縊方式結束自己生命的帝王，是明朝末代皇帝崇禎朱由檢（西元 1610 到 1644 年）。

很多史家認為，比起前任的皇帝，即崇禎帝的哥哥熹宗朱由校、父親光宗朱常洛、祖父神宗朱翊鈞等，崇禎帝算得上是一位好皇帝。他胸懷大志，要力挽狂瀾於既倒，挽救大明江山於不敗。他的氣慨和急切心情，感動了史學家，獲得同情。生於萬曆三十八年的朱由檢，十七歲當上了天子，在位十七年，可惜他只活了短短的三十四年，壯志未酬，成了末代皇帝。當李自成攻入北京，情況萬分危急之下，朱由檢在早朝時親自擊鼓，召喚群臣上廷，共商對策，竟然沒有一個臣子前來。朱由檢知道大明氣數已盡，自覺無顏見列祖列宗，遂決意自盡殉國，在煤山自縊。朱由檢在自己的衣襟上留下遺言：「朕涼德藐躬，上干天咎，然皆諸臣誤朕。朕死無面目見祖宗，自去冠冕，以髮覆面。任賊分裂，無傷百姓一人。」有記載說，崇禎帝在煤山死後多天，無人收殮，屍體已經腐爛。後來是一個叫趙一桂的人把他葬在一個先他而死

的妃子墓穴裡。

　　有人說，他的死連奪走他的江山的清人亦深受感動，把崇禎帝上吊用的老槐樹稱為「罪樹」，還用鐵鏈鎖起來將它「治罪」。後來清朝以「帝體改葬」，下令臣民服喪三日，諡號莊烈愍皇帝，把其陵寢命名為「思陵」。當然，也有人認為清朝此舉無非是想收買民心，「作秀」而已！

　　自縊（上吊）大概是中國人最常見的結束生命的方式。和自刎相比，自縊沒有刀光劍影，沒有血流塗地和恐怖死狀，顯得比較「文明、平靜」。古人認為人死後會有來生，把殘缺不全的屍體帶到陰間，怕日後投胎轉世會有天生缺陷，所以要保有全屍。因此，不論民間還是宮廷，自殺時會採取這種方式。

　　自刎是把脖子橫刀一切、自我了斷的結束生命方式。也許人們認為把喉嚨或氣管切斷，人會因不能呼吸而死。其實真正的死因是利器把氣管旁的頸動脈切斷，導致頸動脈大出血而死。血液一旦不能迴流到心臟，腦部得不到血液供應，會出現缺氧，這個人就會在五分鐘內死亡。

　　而自縊時，頸項被繩索吊起來，當身體遽然下墜，身體的重量使頸椎骨折，或是第二和第三頸椎出現不完全脫位，讓樞椎碾壓到頸椎骨髓，血壓會在一兩秒鐘內急速下降到零，讓人失去知覺，腦死而亡。

自縊的死因也可能是頸動脈被繩索的死結堵塞（Occlu-sion），或是因為繩索壓著頸動脈球，導致頸動脈竇反射作用，從而使心跳停止。

另一個解釋是頸靜脈被繩子束緊，血液不能夠迴流到腦部，引起腦水腫，導致腦缺血、腦缺氧而死。所以自縊真正的死亡原因不是窒息。

# 皇帝和糖尿病

根據史料推測，漢高祖（西元前 256 到前 195 年）、武帝（西元前 156 到前 87 年）、隋煬帝（西元 569 到 618 年）……可能都是因糖尿病而死的。

糖尿病是一種常見的代謝障礙疾病，血糖（葡萄糖）升高，又從尿液中流走，所以尿裡有糖。這種病和生活習慣改變，以及因不良飲食習慣、缺乏運動、肥胖、年齡等因素有著非常重要的關係。

糖尿病的基本病理是血管病變，包括大動脈、中動脈、主動脈、心臟冠狀動脈、腦動脈、視網膜、腎動脈和肢體外周動脈等粥狀硬化，引起冠心病、腦血管病、視網膜血管病，以及腎動脈硬化、肢體動脈硬化等。這些會引起心絞痛、心肌梗塞，心臟病爆發、猝死等。糖尿病腎病病變會導致尿毒症，必須洗腎、換腎，腦血管病變會有中風的風險，視網膜血管病變會導致失明，下肢動脈病變會導致肢體潰爛、需要鋸掉壞死的腳來挽救性命，其他有敗血症或膿毒

症、白內障、青光眼等多種併發症。

糖尿病只是病的原發主因，會傷害不同的器官。至於病人的臨床表現如何，就得看是哪一個器官損壞得最嚴重。

換句話說，病人心臟病爆發，原發主因可能是糖尿病，中風、腎衰竭、失明，亦可能是糖尿病引起……病勢控制不好日後會引起併發症。所以糖尿病不可怕，但它會引起全身性的病變，這才是最可怕的。所以大家應檢查糖尿病，認識糖尿病，對這種病千萬不可掉以輕心！

有文章說中國人知道糖尿病要比西方早兩千多年。就算從藥王孫思邈（西元 581 到 682 年）算起，還是比西方早了一千年。這樣的說法不太準確。

早在 2 世紀，希臘人阿列塔尤斯（Aretaeus，西元 130 到 200 年）就把一種多尿、口渴及消瘦的病稱為 diabetes。他以為這種病是由於病人的肌肉和肌體融化了，從尿中排出。唐朝名醫孫思邈的《千金要方》，以及王燾（西元 675 到 755 年）的《外臺祕要》記述：「渴而飲水多，小便數……甜者，皆消渴病也。」就是說消渴病病人的尿是甜的。也許這是最早的關於糖尿病的記載。糖尿病（diabetesmellitus，拉丁文 mellitus 是蜜糖的意思）是在西元 1675 年才命名的。那年，英國湯瑪斯・威廉（Thomas Willis，西元 1621 到 1675 年）醫生描述病人的尿「甜如蜜」。到了西元 1818 年，法國化學家謝富勒爾

（Michel-Eugene Chevreul）才從患者尿液中證實那是葡萄糖。

糖尿病既然起碼有兩千年歷史，而且不是罕見的病，古代的帝王是否也會患上糖尿病？「糖尿病」這個病名，是 17 世紀才開始採用的，史冊當然不會記錄「糖尿病」這名字。推斷孫思邈和王燾所說的消渴病就是糖尿病（也有人認為消渴症與糖、胰島素無關。西醫所說的糖尿病根本不是中醫所說的消渴症，不能特指糖尿病），當時沒有血糖、尿糖的常規診斷以及葡萄糖耐量試驗（Glucose Tolerance Test，GTT）和糖化血紅蛋白（HbAlc）檢驗，所以我們只好靠推論來診斷古人是否患糖尿病。

根據史料推測，漢高帝（西元前 256 到前 195 年）、武帝（西元前 156 到前 87 年）、隋煬帝（西元 569 到 618 年）……可能都是因糖尿病而死的。

漢高祖劉邦在黥布叛亂時，抱病帶兵征剿，作戰中受了箭傷，平叛後傷口不癒、潰爛並感染，傷勢日益嚴重。傷口發炎，會導致化膿感染，引起致命的敗血症，而糖尿病病人的傷口是很難痊癒的。正如孫思邈和王燾所說：「凡消渴病，經過百日以上者，千萬不可灸刺，灸刺以後便會在傷口上漏膿不歇，遂致發生癰疽及羸瘦而死的現象……」醫生也強調提防破傷皮肉，以防化膿之禍。所以劉邦極有可能因糖尿病而死。

　　漢武帝是否患上糖尿病？死因又是什麼？有文章說東漢名醫張仲景（西元約 150 到約 219 年）曾制「腎氣丸」來治武帝的消渴症。我對此有所質疑。因為張仲景是在武帝死後約兩百三十七年才出生的！不過匈奴王曾獻給武帝治療消渴病的祕方也許是真的。

　　武帝晚年生病，精神「恍惚不定」，且有「恐怖症」的表現。我們姑且猜想：從他的判斷力和行動，他可能有糖尿病腎病病變，從而導致腎衰竭（尿毒症）。這樣的病人因為腦部「中毒」（尿毒症腦病），導致思維混亂，無集中力，會出現幻覺、情緒不定、行為大變、懶散、迷惑等精神病態。

　　事隔兩千多年，如何診斷武帝劉徹是否患有糖尿病或尿毒症？這裡只能靠推理猜測。他有些失誤的決策，如聽信讒言，懷疑兒子戾太子奪權，又以為太子用巫蠱術來陷害自己，使他生病。結果戾太子與衛后雙雙自盡。

　　我也懷疑武帝在冊立劉弗陵為太子後，下令將其生母鉤弋夫人賜死的決定。原來他怕的是這娃娃皇帝「主少母壯」，日後大權會旁落外家，「故不得不先去之也」。

　　俗語說，虎毒不食子。武帝殺害親生兒子和當皇后的妻子，可以說是達到瘋狂的程度。難道尿毒症影響到他的腦袋，使他失去理智，幹下這些駭人聽聞的罪行？

　　據歷史數據記載，隋煬帝也是患了消渴病（糖尿病）。每

天口乾舌燥，要飲水數升，排尿數升，漸漸形枯骨立，於是下旨詔太醫診治，結果一個個有去無回，都被隋煬帝斬了。

我們有必要知道：對糖尿病切勿掉以輕心，它是個慢性殺手。我們應儘早檢查出糖尿病，盡力控制糖尿病才是。

皇帝和糖尿病

# 懷胎十四月而生的皇帝

漢昭帝竟然做了十三年的皇帝，而且政績不錯，
如果他是個患有過期妊娠後遺症的人，他能夠如
正常人一樣去處理政事嗎？

小時候讀過《幼學瓊林》，在《老幼壽誕》篇有一段：弗陵太子，懷胎十四月而始生，老子道君，在孕八十一年而始誕。

後來又聽過《封神演義》的故事，說到哪吒三太子是其母懷胎三年零六個月後才生下，所懷的是一團肉，說是仙體，當然與眾不同。

傳說中三皇五帝之堯帝，他媽媽也是懷孕十四個月才把他生下來！

這裡不談老子和哪吒三太子的長妊娠期，稍有生理學常識的人都知道他們的媽不可能有那麼長的妊娠期。那純屬神話故事，神奇荒誕。更離譜的是老子「從肋而生，生即白首」，簡直匪夷所思。

在動物界，妊娠期最長的哺乳動物是非洲大象（六百六十天＝九十四週），長頸鹿及犀牛的妊娠期也較長（四百五十天＝六十四週）。正常人的妊娠期則是兩百六十六天左右。

所以，這裡就有兩個問題：

第一，究竟史書有沒有十四個月生子的紀錄？史書紀錄是否可靠？

先說史書，十四個月生子的紀錄的確有。這裡就討論弗陵太子。

弗陵太子是西漢的第六位皇帝昭帝（西元前 94 到前 74 年），是漢武帝劉徹和鉤弋夫人的兒子。根據《漢書・外戚列傳》記載：「任（妊）身十四月乃生，上（武帝）曰：『聞昔堯十四月而生，今鉤弋亦然。』乃命其所生門曰堯母門。」

第二，懷孕十四個月才生下孩子，醫學上有這樣的可能嗎？醫學上沒有文獻記載。而且懷孕十四個月後所生孩子也不可能是正常的。

人的生殖生理，從卵子受精的那一天開始計算，直到瓜熟蒂落，正常的懷孕週期是兩百六十六天左右。人的正常妊娠期多數定在兩百八十天或四十週，相當於十個孕月，或十個月經週期的時間（二十八天為一個月經週期）。明李梴《醫學入門・胎前》云：「氣血充實，則可保十月分娩。」清朝的

《婦嬰新說》云：「分娩之期，或早或遲……大約自受胎之日計算，應以二百八十日為準，每與第十次經期暗合也。」

正常的懷孕，多數在三十七～四十一孕週就會分娩。只要懷胎達到三十七週或以上的嬰兒，都是足月嬰兒。

如果妊娠期超過四十二孕週，那就是妊娠期延長，也叫過期妊娠，生下的嬰兒叫過度成熟兒。

懷孕超過了四十二孕週（兩百九十四天），很多問題就會跟著出現，這時候供應胎兒營養及氧氣的胎盤日漸老化，功能開始衰退。同時羊水減少，胎兒不再增重，甚至會減輕。在分娩時，胎兒會有缺氧、腦損傷、產傷、低血糖等風險。胎兒的肺部會吸入胎糞，造成可致命的胎糞肺炎。

僥倖活下來的孩子，因為缺氧，腦細胞嚴重受損，很多會有腦癱瘓、殘障、動作失調，智力遲鈍等後遺症。所以，懷孕十四個月生子的後果是不堪設想的。但漢昭帝幼年時體格健壯、聰明伶利，做皇帝時善於納諫，寬仁而不失果決，如果他是個患有過期妊娠後遺症的人，他能夠如正常人一樣去處理政事嗎？

所以懷孕十四個月能安然無恙而生的說法，是不能成立的。

那麼是否預產期計算出了差錯呢？

怎樣計算人的預產期？醫學上以最後一次月經的第一天

開始計算預產期，排卵發生在兩次月經的中期或第十四天左右，所以四十週（兩百八十天）妊娠比實際卵子受精開始計算的懷孕時間要多加十四天（兩週）。若是婦女的月經以二十八天為一個月經週期，那麼兩百八十天即相當於十個孕月或十個月經週期的時間，所以自古以來就有「十月懷胎」的說法。不過預產期不是一個固定的猜想值，實際上分娩時間往往在預產期的一到兩週前後。

預產期推算的方式是：以妊娠前末次月經第一天的日期為基數，把月數加九（或減三），日數加七，得出的年月日即為預產期。在預產期前後十四天內分娩亦屬正常範圍。例如：最後一次的月經日期（從第一天算起）為 2009 年 4 月 16 日，那麼預產期猜想是在 2010 年 1 月 23 日的前後一兩週。

如果孕婦習慣使用農曆（陰曆），那麼計算預產期的方法是：在末次月經第一天加上九個月再加十五天。例如：末次月經是陰曆二月一日，加上九個月為十一月，再加十五天是十六日，陰曆十一月十六日就是預產期。

預產期計算錯誤的並不少見。數十年前我在婦產科實習時，好些婦女，除了用農曆記她的經期外，很多人記不起末次月經在哪一天開始。有人交上一張撕下的日曆紙，有些去問身邊的丈夫。有時我檢查新生嬰兒時，身體成熟度特徵往往和孕週不相符。一個以為是二十八週的早產嬰，生下來檢

驗結果卻超過三十二週。

　　還有一個可能是懷孕時子宮頸充血，導致房事後出血；或是胚胎植入子宮內膜（也叫胚胎著床，發生在第六到十二天）引起少量出血，以及先兆流產，甚至泌尿道感染等。這種出血情形，過幾天後就會停止。但孕婦卻錯把懷孕早期出血當作是月經，導致在計算月經期時推後幾個星期。

　　所以，「弗陵太子，懷胎十四月而始生」，把預產期推後四個月，是不大可能的。

　　研究歷史有時候也需要醫學、科學知識來幫助解答問題。河南大學文學院王立群教授，在他的《史記》講座中討論秦始皇的生父之謎，探討他的生母趙姬究竟懷的是誰的孩子。是呂不韋，還是秦莊襄王異人？為此他就妊娠和預產期各事項請教過大學婦產科的人員，然後推斷出：秦始皇是秦莊襄王異人的兒子。他探求真理，治學嚴謹，態度認真，顯出學者風範，令人敬佩。

懷胎十四月而生的皇帝

# 劉備患有巨人症？

劉備果真是個巨人嗎？
《三國志》說劉備身長七尺五寸……

不知從什麼時候開始，現代人對三國的蜀主劉備（西元161 到 223 年）的身高及長相產生了興趣，他們憑著史書和《三國演義》的數行文字所記載有關劉備的容貌及長相，就斷言他患了病。江漢聲醫師所著的《名人名病 —— 66 個醫學上的生命課題》，亦有提出劉備患上巨人症的說法。

有些文章除了說劉備患上巨人症，更有人說他患有一種罕見的先天遺傳病，叫馬凡氏綜合症。

我認為這些人所做的診斷是基於很薄弱的臨床證據。撇開野史和演義的描述，根據正史，陳壽的《三國志‧蜀書》記載：「先主……身長七尺五寸，垂手下膝，顧自見其耳……」後人就憑這幾行文字，為這位蜀主做出假設，診斷出他患有巨人症。

在臨床醫學上，要診斷一種疾病，起碼要經過「望問聞

切」這四大診斷手段，再加上體液檢查、造影如 X 光等程式，收集足夠多臨床證據，才能夠做出較準確的診斷。所以要為古人診病，在缺乏充分臨床數據的情況下，又沒有現代的診斷科技佐證，真是難上加難。

如果劉備有一些遺照、畫像，起碼可以憑著它去做更接近事實的診斷。這總比只是透過文字的描述「稍為」可靠。最低限度還可以透過「望」的角度及手段去診斷。但是有誰見過劉備的照片（最好是從不同角度拍攝的全身照）？劉備活著的時候，攝影技術還沒有問世呢！

沒有照片，那麼畫像又怎樣？我倒看過幾幅劉備的畫像，不覺得他是個巨人，也不覺得比站在他身旁的隨從高出許多！

現代醫學對巨人症所下的定義是骨骼快速增長，尤以長骨較為明顯。患有巨人症的人的身高必須遠遠超出正常人標準的最高限度。這裡所說的是「遠遠」超出，並不是指那些稍為比平常人高出一點點的高個，而是比相同年齡、性別、種族的正常人的身高標準差在百分率或百分位數值上高出許多。

其實巨人症是一種罕見的兒科疾病。主要病因是腦垂體分泌過多的生長激素（hGH）荷爾蒙或人類生長激素所引起。這些病症出現在青春期之前、骨骼還沒有骨化的階段。劉備

青少年時如果有這樣明顯異於常人的身高，應該有其他紀錄記載。可惜除了說年少的劉備「家貧，販履織蓆為業……」之外，找不到其他有關他身高的數據。

如果 hGH 分泌過多是在青春期以後才開始，那時骨骺（長骨的兩端）已經閉合了，身體不再迅速長高，只會發展成肢端肥大症，那才是屬於成人的病。發病率一百萬人中大約有五十人。這種病導致出現骨骼粗大，面容改變，前額、顴骨、下顎骨粗大突出，牙齒稀疏，鼻寬、耳大，唇厚、舌厚而語言不清，聲頻寬厚而聲音低沉，可能有耳鳴、耳聾等症狀。如果腦垂體（前葉）的功能減低，就會出現無力、食慾減退、精神遲鈍，甚至陽痿等。hGH 分泌過多可能由於腦垂體腫瘤或細胞增生所致。

劉備果真是個巨人嗎？《三國志》說劉備身長七尺五寸，而古時的尺寸制度和今日有所差別。東漢、三國時的一尺大約等於今天的二十三公分（或說二十四公分）。由此推算劉備身高大約是一百七十三公分，比他的身高八尺的拍檔孔明還矮。再和秦漢時期的楚霸王項羽（西元前 232 到前 202 年）的身高相比較。根據《史記·項羽本紀》：「籍（項羽名籍字羽）長八尺餘，力能扛鼎，才氣過人，雖吳中子弟皆已憚籍矣。」所以項羽身高大約是一百八十四公分。再看看《史記·孔子世家》記載，孔老夫子「長九尺有六寸」，西周時一尺約等於十九點九公分，推算孔夫子的身高是一百九十一公分。劉備

比他們矮多了。歷史沒有說這些人是「巨人」，為何偏偏選中劉備，說他是巨人，對他另眼相看？

現代醫學診斷需要「鑑別診斷」，把有類似病症、病狀的疾病列出，加以稽核，然後排除可能性較低的疾病，才做出可能性較高的診斷。

和巨人症相似的病症（巨人症的鑑別診斷）很罕見，而且很多是先天遺傳病，有五十多種。這些患者的身高也只不過比常人高二十五到七十五公釐而已。例如馬凡氏綜合症，除了高瘦，還有明顯的修長手指，叫蜘蛛指（趾）綜合症。頭大的腦性巨大畸形，細胞性染色體異常，有性早熟、性腺發育不足徵以及先天腎上腺病等，這都是更罕見的綜合症。

當然劉備有可能患上更為罕見的雌二醇反應失敗的病症。雌二醇是睪丸素的一種代謝物（副產品），它促使長骨的骨骺閉合，不再增高。若是病人的骨頭不能對雌二醇做出反應，骨骼就會一直不停增長，直到二十多歲以後。那時病人就會高過兩百公分了！可惜當時還不可能以高科技的驗血技術去確定這診斷！

將古人和今人相比較，劉備身長七尺五寸，約等於一百七十三公分。根據美國職業籃球 NBA 發表的數字，姚明身高兩百二十六公分，易建聯身高兩百一十三公分，劉備與之相比更不能算是巨人了，充其量只能算是身材高大而已。

至於劉備是否患有罕見的「巨人症」？我們不妨拿統計數字來看看。如果每一百萬人口中有五十個巨人症，他患上巨人症的機率是極低的。所以只憑史冊上的文字，說劉備患有「巨人症」，是近乎揣測的診斷！

劉備患有巨人症？

# 劉備的怪相？

如果他老人家活在今天，
整容醫生肯定又多了一筆生意了。

研究畸形學的人，凡遇到一個有異常樣貌或是畸形的人，在作診斷時，會把各種異常形態綜合起來考慮，看看是不是屬於一種特有的先天綜合症，或是一種單獨存在的畸形。

羅貫中（西元 1330 到 1400 年）《三國演義》的第一回，記載三國蜀主劉備有這些特徵：「生得身長七尺五寸，兩耳垂肩，雙手過膝，目能自顧其耳……」這樣的長相是否正常？單憑這些文字的描述，就可以診斷劉備有先天畸形嗎？我參閱了一些畸形學的數據，無法把所述的特徵歸於某一種病症。在前篇文章中，我認為劉備沒有患巨人症這種先天性疾病。不過，劉備大概有一對比較長而大但形態正常的大耳，連耳垂也大。

古人認為大耳朵是「福耳」，是有福之人和長壽的象徵

（劉備才活到六十二歲，但在古代屬於長壽）。大概古人在描寫帝王的龍顏時，為了要符合他們的儀表有天子之相，必定以文字把他們寫得異於常人，天生異相。

劉備有一對又大又長的耳朵。在羅貫中《三國演義》第十九回中，魏國曹操生擒吳國將軍呂布，要把他縊死。呂布死前見劉備坐視不救，目視玄德（劉備）曰：「是兒最無信者！」操令牽下樓縊之。布回顧玄德，說：「大耳兒！不記轅門射戟時耶？」把《三國志》和《三國演義》拿來對照，《三國志》沒有寫後面那句話。不知道元末明初著名小說家羅貫中所說的大耳兒，是否取材自比他早出世一千年的陳壽在《三國志》中的「顧自見其耳」這句話？

劉備的「兩耳垂肩」，也見於《三國演義》的第一回。其實耳朵大到垂到肩膀的人實屬罕見。不知道可有人見過兩耳垂肩的怪人？如果到動物園去，也許可以看到垂下大耳朵的動物，那可不是大笨象嗎？不過，到佛廟燒香的虔誠信徒，倒是有機會見到兩耳垂肩的佛祖或彌勒菩薩的塑像，每尊都兩耳垂肩。但是《三國志·先主傳》則沒有寫到「兩耳垂肩」，只說「顧自見其耳……」（眼睛能看到自己的耳朵）。

劉備有一對大耳朵也許是真的，但是眼睛能看到自己的耳朵，只有兩個可能。第一，劉備的耳朵是兜風耳，醫學上叫蝙蝠耳。耳郭闊大，向外「擋風」。這樣實在有礙容貌。如

果他老人家活在今天，整容醫生肯定又多了一筆生意了。第二，要看到自己的耳朵，他的兩隻眼睛必定長在靠近太陽穴的位置，醫學上叫眼距或眶距過寬症。這是一種先天畸形，有時伴隨精神發育不全，智力遲鈍，染色體異常，骨骼、頭顱畸形，食道畸形，先天耳聾等等。如果劉備有上述異常形態，還能夠南征北伐、領兵作戰嗎？

一般嬰兒的正常眼距不超過兩公分，成人不超過二點五到三公分。我所見過的眶距過寬症，大多數是一種先天畸形。其綜合症有很多種，屬於畸形學的診療領域，在此不一一列舉。

根據解剖學的教科書，當人站立時，他把手臂垂下，手指尖在大腿中部。《三國演義》中說劉備「雙手過膝」，《三國志·先主傳》中說劉備「垂手下膝」，我不知道「過膝」和「下膝」究竟有沒有分別。或是羅貫中誇張劉備天生神相，他的手長寓意他有指揮、掌權以及很強的辦事能力。

一說到雙手過膝，我們會想到那些瀕臨滅絕的長臂猴。長臂猿站立時手可觸地，生長在東南亞，印尼的蘇門答臘和爪哇，以及婆羅洲各地的雨林，也可以在動物園裡看到。人類是從猿進化而來，說劉備雙手過膝，豈不是冒犯他老人家，說他還是沒有進化好的動物！我不明白古人為什麼認為長臂是貴相，還說「手長過膝，蓋世英賢」，大概就因此而認

為劉備是英賢了！

　　駝子因為脊椎往前下彎，會造成垂手下膝或過膝的錯覺，可是劉備卻是個「身長七尺五寸，垂手下膝」、沒有駝背畸形的頂天立地的人物，雙手過膝一說，實在很難讓人相信。

　　過去幾十年來，上肢過長的病例我沒有見過，反而見過一些上肢過短的，醫學上叫做短肢畸形，見於先天侏儒或軟骨發育不全症，以及胎兒短肢畸形，也稱「海豹樣」畸形等等。

# 劉備死於痍疾

大概劉備行軍時生食過受汙染的蔬菜瓜果，
喝了山澗溪流汙水……

　　前面說過劉備並沒有先天畸形，沒有怪相貌以及巨人症。我認為診斷他有怪病的文章都帶有搞笑、娛人的性質。

　　倒是劉備究竟患上了什麼病而丟了性命，值得我們探討。章武元年（西元 221 年），劉備稱帝後，因為吳國孫權襲殺他的結義兄弟關羽，令他極度憤怒。他不但不肯接受求和，還派大軍討伐孫權，為義弟報仇。劉備在猇亭之戰以失敗收場。他兵敗後退到永安，不久就病倒了。史書有記載，西元 223 年三月，劉備病重，託孤於諸葛亮等人，不久病逝於白帝城永安宮，終年六十二歲。

　　劉備是什麼時候得病的？得的是什麼病？《三國志·蜀書·先主傳》未有明載。只是提到西元 223 年 12 月，「先主疾不豫」。裴松之在《先主傳》所引陳壽編纂的《諸葛亮集》中的劉備給劉禪的「遺詔」，詔中曾說自己先得的是痍疾，後來

又「轉雜他病」,乃至不能治癒。原文是:「朕初疾但下痢耳,後轉雜他病,殆不自濟⋯⋯」

推測羅貫中《三國演義》第八十五回是根據以上記載而寫下小說中的遺詔原文:「朕初得病疾,但下痢耳,後轉生雜病,殆不自濟⋯⋯」。而遺詔中的「勿以惡小而為之,勿以善小而不為。唯賢唯德,可以服人⋯⋯」是千百年來膾炙人口的經典名句。

劉備感染痢疾的事實毋庸置疑。痢疾是因缺乏個人衛生、飲食不清潔而導致的腸道感染病。患者會有腹痛、腹瀉,排出黏液和帶血糞便,甚至有嘔吐、發燒症狀。劉備感染痢疾是不奇怪的。他為了替義弟關羽報仇,親自帶兵征討。他風餐露宿,戰場衛生條件非常差,而且兵士死傷很多,屍橫遍野,使得江水河流受汙染,那時候又是盛夏六月,更容易發生痢疾等傳染病。《三國演義》第八十二回也有記載,同期的吳國大將甘寧「已患痢疾,帶病從徵⋯⋯」。

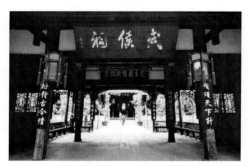

劉備墓葬—成都武侯祠

這種病的誘因是疲勞、飢餓等等，大概劉備行軍時生食過汙染的蔬菜瓜果，喝了山澗溪流汙水，讓病菌侵入腸道後迅速繁殖，產生內毒素，使腸黏膜發炎，引起腸道病。

痢疾（或下痢）是一種已有幾千年歷史的古老疾病，最早記載在《內經》。古醫籍記錄了痢疾的種種，名稱也上百，我不一一列出。今人所稱痢疾的名目也不少：赤痢、急性痢疾、菌痢、蟲痢、阿米巴痢、赤白痢等等。後世人要研究痢疾的歷史，要先弄清楚病患的名稱！東晉葛洪《肘備份急方》、隋代巢元方《諸病源候論》、唐朝王燾《外臺祕要》，都詳細記錄了痢疾的臨床表現。古人還把痢疾分為十種類型，宋代《八痢論》把幼兒痢疾概括為 8 種。

以現代醫學來看，痢疾有急性和慢性（病程超過兩個月）兩種。病情亦可輕可重，甚至有致命的中毒型。而急性痢疾再分為兩大類：細菌性痢疾，是因桿菌傳染而得，包括多種志賀桿菌屬，彎曲菌屬以及沙門菌屬。這裡不多做病理介紹。還有更嚴重的原生蟲阿米巴痢疾，是一種腸道感染病。臨床表現有腹痛、腹瀉，大便不成形，呈糊狀，帶有血和腥臭黏液。病人一天之內排便多次，或有嘔吐，糞便中可找到阿米巴原蟲，還會有惡寒發熱等症狀。痢疾細菌能釋放毒素，嚴重的會引起強烈過敏反應，引起全身微血管收縮，以致微循環障礙，組織缺氧並繼發酸中毒。神經系統的症狀有驚厥、昏迷、畏寒、發熱、全身乏力、血壓下降等，會導致

呼吸衰竭和休克，更為嚴重的病人還會有毒血症。

原生蟲阿米巴痢疾是腸道被一種叫溶組織內阿米巴的微生物感染引起發炎的，主要因食用了汙染的水和食物或因沒有良好的個人衛生習慣而感染，如進食前沒有洗手。阿米巴痢疾也稱「旅遊者痢疾」（traveller's dirrhoea），多數發生在發展中國家和地區以及熱帶地區。一些從先進國家到這些地方旅遊或做生意的人，習慣了從水龍頭取水飲用，有時吃到不衛生的小吃，就會腹瀉。嚴重的阿米巴痢疾可以使大腦和肝臟感染，導致膿腫。數十年前我曾為一名肝膿腫病人從肝臟抽出五六百毫升的膿液，記憶猶新。

後世人對劉備的病死原因有很多臆測，劉備說他後來又「轉雜他病」，不知道究竟指的是什麼「他病」。劉備的痢疾應該是在西元 222 到 223 年猇亭之戰這段時間染上的，由於他正在全力領兵討伐吳國，在戰場疲於奔命而消耗體力，元氣大傷，損害了自己的健康。且無暇照顧自己的「龍體」，抵抗力受到影響，引起併發症，因而「轉雜他病」，使他受病魔折磨了好幾個月而丟了老命。

# 死於痢疾的帝王

> 其實，清朝有一位雖然沒有坐上龍椅，但是掌控朝政大權，儼然是皇帝的慈禧皇太后，也是死於痢疾。

痢疾存在的歷史已經很久，疾病的名字也很多，都記載在古醫籍裡。痢疾是一種因微生物引起的腸道發炎而導致的病症，嚴重的病者會因而喪命。

所謂病從口入，痢疾是因為不清潔的飲食而造成的。古時候因痢疾而死亡的人成千上萬。可惜那個時候他們根本不知道細菌這回事！

現今的醫學工作者一般都知道痢疾是什麼原因造成的，也知道如何診斷、治療和預防。可是在幾百年前、幾千年前，人們只能憑他們的觀察和經驗，憑曾用過的傳統療法去治療病人。那時沒有靈丹妙藥，不少人因痢疾而死去。

17 世紀，荷蘭人列文虎克（Antony van Leeuwenhoek，西元 1632 到 1723 年）第一個用放大透鏡看到細菌和原生蟲，

成為顯微鏡學、微生物學的先導。他在西元 1683 年觀察和發現自己的牙縫裡有細菌存在。也有人說英國的羅伯特・胡克（Robert Hooke）才是細菌的發現者。

微生物是無處不在的。細菌傳播的媒介主要是汙染的食物和不潔的飲用水。古代人也不懂得將食用水進行過濾、消毒（如高溫消毒，氯化）等等來預防疾病，所以因細菌引起的腸道傳染病 —— 痢疾極為普遍，且死亡率尤其是兒童死亡率很高。

哈佛大學的研究指出，自從引進處理食用水的技術之後，人們有了清潔食用水，死亡率明顯下降，平均壽命也大大延長。雖然如此，目前全球還有約十億人沒有安全的飲用水，每年還有上百萬人因腹瀉而喪命。這也說明公共衛生對改善健康和延長壽命以及降低死亡率是極其重要的。

但別以為腹瀉、痢疾是貧窮落後的老百姓才會有的疾病。翻查史料，中國或外國的帝王也同樣是痢疾的受害者。

例如法國國王路易八世（西元 1187 到 1226 年）、路易九世（西元 1214 到 1270 年），英國的亨利五世（西元 1387 到 1422 年）等，都是死於痢疾。

中國歷史也有記載患痢疾的帝王。前面講過三國蜀主劉備是因痢疾而死。其實，清朝有一位雖然沒有坐上龍椅，但是掌控朝政大權，儼然是皇帝的慈禧皇太后，也是死於痢疾。

慈禧太后的《內起居注》中記載,她患有慢性腹瀉以及其他毛病,如面風痙攣(面神經麻痺),推斷她患有痢疾。她每天的選單超過百道,在準備眾多菜餚的過程中,食物汙染的機率是非常高的。她的確是病從口入。

據知有吸用福壽膏(鴉片)習慣的慈禧太后得痢疾後,竟然服了加倍量的鴉片來強行止瀉和緩解腹痛。鴉片有抑制腸蠕動的作用和鎮痛作用,病人服用過鴉片之後,腹瀉會減少,腹痛也會減輕。但是這是一種治標不治本的做法,讓本來要排出去的糞便和細菌依然滯留在腸道裡,更有利於腸道裡的細菌毒素進入血液,加重病情,引起菌血症或敗血症。鴉片最危險的作用是抑制呼吸,引起缺氧、休克。

在西元 1960 到 1970 年代,本人就見過好些因使用鴉片來治療腹瀉的病人的嚴重後果。他們入院時已經奄奄一息,嚴重脫水,呼吸十分緩慢,有的人進入昏迷狀態,甚至有人丟了性命。大概慈禧太后也是因用藥不當而喪命。

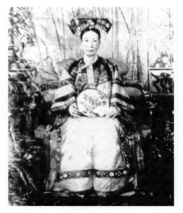

慈禧太后

　　有記載，元朝第四任皇帝憲宗蒙哥（西元 1208 到 1259 年）因當時軍中痢疫流行，染病而死；元朝最後一位皇帝惠宗孛兒只斤・妥懽帖睦爾（西元 1320 到 1370 年），也是因痢疾在內蒙古應昌去世的。

　　可惜，對於如何治療他們的痢疾，沒有更多的紀錄讓我們參考。不過我們還是找到了治好唐太宗李世民（西元 599 到 649 年）痢疾的案例：他病情嚴重，腹中陣痛，腹瀉頻繁，太醫束手無策。以宰相魏徵為首的大臣們張貼皇榜詔告天下，尋找名醫。民間醫生張寶藏將多年來醫治痢疾的藥方寫出，呈送給宮廷裡的太醫。他提出將蓽茇的果穗以牛奶煎服。唐太宗服後，腹痛消除，腹瀉止住。

　　蓽茇治痢是有依據的。明朝醫籍《醫宗必讀》載述：「蓽茇定瀉理心疼。」這個「心」，很可能是指腹部。現代醫學研究顯示，蓽茇是有黑胡椒類刺激氣味的物質，含胡椒鹼等成分，用它所提煉出的精油可以抑制多種細菌，包括金黃色葡萄球菌、大腸桿菌、痢疾桿菌等，有醫治腹痛、腹瀉、痢疾的功用。

　　宋孝宗趙昚（西元 1127 到 1194 年）喜吃海鮮，患上痢疾，吃了河藕痊癒。宋寧宗趙擴（西元 1168 到 1224 年）也患了痢疾，御醫給他開了感應丸。文獻記載，感應丸含有丁香、乾薑、巴豆、杏仁等藥物。其中丁香具有抗菌作用，對

大腸、痢疾、傷寒等桿菌，以及葡萄球菌、真菌等有抑制作用。但是巴豆的巴豆油卻是劇烈的瀉藥，有毒性。而杏仁所含苦杏仁甙，分解後會產生氫氰酸，也有劇毒，服用者不可不慎。

其他治療痢疾的草本藥物有含皂苷的白頭翁，含小檗鹼的黃柏以及黃連等等。

痢疾在民間相當普遍，患者比比皆是，而且人們缺少對疾病基本認知。造成痢疾的微生物甚多，故此疾病名目繁多，藥方也雜。難怪唐朝名醫孫思邈在《千金方》裡說：「古今痢方千萬首，不可具載。」和今日的痢疾診斷、治療以及預防相比，是不可同日而語了。

死於痢疾的帝王

# 從司馬昭中風談起

司馬昭的病因猜想是急性腦出血。

兩千四百年前，希臘醫學之父希波克拉底（西元前 460 到 377 年）記載了中風（Stroke，古稱 Apoplexy）。中風是一種會導致急性麻痺或癱瘓的疾病，以前，除了一般的護理和觀察之外，沒有具體的醫療方法。

關於中國帝王中風的記載，不知最早是哪一個朝代。陳壽《三國志》及《資治通鑑》中記載西晉司馬昭（西元 211 到 265 年，後追尊晉太祖文帝）是病死的。但羅貫中《三國演義》第一一九回，說到西晉開國皇帝司馬炎的父親司馬昭，有這麼一段：「昭心中暗喜；回到宮中，正欲飲食，忽中風不語。次日病危，太尉王祥、司徒何曾、司馬荀及諸大臣入宮問安，昭不能言，以手指太子司馬炎而死。時八月辛卯日也。」說明他是中風而死的！

我不知道古人對中風的概念是什麼。《晉書·文帝本紀》只記載：「秋八月辛卯，帝崩於露寢，時年五十五。」卻沒

有寫其死於中風。大概羅貫中是根據他所讀過的記載而寫的吧。

究竟中國最早的中風紀錄始於何時？《晉書‧皇甫謐傳》中說西晉針灸名醫皇甫謐（西元 215 到 282 年）患了「風痺」，半身不遂，右腳偏小，達十九年。疾病的痛苦激發他「耽溺典籍，忘寢與食」，專心鑽研針灸療法。

《新唐書》記載，唐代名醫許胤宗曾採用蒸氣療法醫治一例中風不能言語、不能服藥的患者。這大概是醫學史上最早記載治癒中風失語者的病例。

明朝徐春甫（西元 1556 年）的《古今醫統大全》（卷之八中風門）中也有記載治療中風的藥方。

至於西方，西元 1620 年，瑞士醫生衛法爾（Johann Jakob Wepfer，西元 1620 到 1695 年）解剖死於中風的病人後，確定中風死因。他提出中風是因為腦出血：出血性中風或腦血管栓塞（缺血性中風），我們也稱它 CVA（cerebro-vascular accident，腦血管意外或腦血管疾病）。

大概這就是東西方醫學、現代與古代醫學對中風發展方向的分水嶺。中國古代醫籍記錄有中風的原因和對中風的不同論說。古醫籍《素問》《金匱》皆主風說；隋唐醫學則認為是外襲風邪，金元時期主火說，以及氣、溼痰等等眾多理論。古代醫者有很強很敏銳的臨床表現觀察力，故此病症命

名是根據臨床表現，造成中風的名目、名詞甚多，分類亦繁。西方醫學則著重病理，透過解剖來觀察、求證病患的病因，從而尋求治療方法。現代醫學則根據身體各系統、器官的病因、病理以及生理學來處理、解決問題。

司馬昭的病因猜想是急性腦出血。造成中風的病因很多，高血壓、動脈硬化、心臟病和糖尿病都是造成中風的危險因素。當然年齡和家族遺傳與中風也有密切關係。而動脈硬化的程度會隨著年齡增長而愈發嚴重，中風發病率也因此相應增高。

中國古代受當時思想的制約，認為刑律不能傷人，剖屍驗病，亦視作對死者的傷害，醫學解剖學不發達或是不受重視，大大影響醫學的發展。正如清朝解剖學家王清任（西元1768 到 1831 年）所說：「治病不明臟腑，何異於盲子夜行。」當然，古代是不可能如現代醫學那樣根據解剖學對中風進行分類的。

現代醫學把中風分為缺血性中風（腦栓塞或腦血栓形成，約百分之八十）和出血性中風（約百分之二十）。

我們不可能憑著寥寥數語記載的症狀來為司馬昭作出病理診斷，他「忽中風不語。次日病危……而死」，只可以揣測他「忽中風不語」是急性腦血管破裂導致腦出血，使大腦掌控語言的布若卡氏區受到損傷，出現失語。

當時沒有流行病學調查，以辨識哪些人是中風的危險人群。研究中風以及它所引起的半身不遂的病因，可以寫成一本厚厚的醫學書籍，或是可以做一系列的講座。現今我們都知道，除了中老年、家族史、遺傳因素外，其他如三高症（高血壓、高膽固醇、高血糖）、心臟病、肥胖、缺乏運動、吸菸、飲酒過量，都可導致腦中風。近年來甚至有研究報告指出，不良的口腔衛生、牙周病也可以導致心臟病和中風。

所以保健教育非常重要。應透過廣泛宣傳，使人們提高對中風的了解，教導人們辨識中風先兆和病徵，學會處理和預防。中風是緊急病症，在病徵出現數小時之內迅速治療，把栓塞血管打通，恢復帶氧的血流供應，不使腦細胞進一步受到損壞及壞死，就可降低半身不遂、失語、癱瘓等的機率。

高科技的造像診斷手段，如 CT（電腦斷層影像）和 MRI（磁共振影像），能夠準確掃描出腦中風部位，從而知道是哪一類型的中風。與此同時也可排除病狀與中風相似的腦腫瘤和膿腫等。它診斷的準確性比一般傳統的望問聞切或視診、觸診、叩診、聽診等手段更高，有助於盡快儘早治療中風。

治療中風不是等到偏癱、面癱、肢體肌肉頹廢等後遺症出現後，才進行物理治療、藥物治療，而是要在病發時迅速阻止腦血管阻塞惡化，不使更多腦細胞壞死。

最近十多年來，有很多令人振奮的臨床報告發表，如果中風病人能夠在出現症狀後的數小時內服用血栓溶解劑，是可逆轉病勢的。

　　中風、半身不遂是常見的腦病或腦血管病。說到患半身不遂的皇帝，我們所知不多。就算一些歷史有記載，也只不過是三言兩語，略略帶過，沒有更多的紀錄可供研究參考。不過，如果掌握國家命脈、處理朝政的君主身體有了這樣的疾病，又如何勝任「聖職」？我們不妨舉幾個例子看看。

　　唐穆宗李恆（西元 795 到 824 年），因為某日遊玩中目睹一位內官突然墜馬，十分恐慌，在大殿休息時，突然雙腳不能履地，一陣頭暈目眩而中風。

　　書載，北宋真宗（西元 968 到 1022 年）晚年，得了半身不遂的毛病 —— 痿痹之疾（半身不遂），「凡事多決於劉皇后」，以致大權旁落。

從司馬昭中風談起

# 唐高宗的頭痛病

秦鳴鶴太醫診出唐高宗是「風毒上攻⋯⋯」，
提出「若刺頭出少血即癒矣」，當場嚇倒武皇后。

　　唐朝的第三任皇帝唐高宗李治（西元 628 到 683 年）是唐太宗的第九個兒子。他的皇后就是中國歷史上唯一的女皇武則天。就因為唐高宗患上頭痛病，身體欠佳，頭重，頭暈，目不能視，常常臥病在床，沒有精力治國理政，所以需要依賴武則天協助政務。武則天也因此獲得機會大展身手，展示政治才華，從而日後君臨天下，改寫唐朝的歷史。中國的正史亦按照帝王規格，為她設立「本紀」。

　　有文獻記載了唐高宗的頭痛，高宗說：「吾頭重悶，殆不能忍⋯⋯」他苦風頭眩，目不能視，召侍醫秦鳴鶴診之，秦曰：「風毒上攻，若刺頭出少血即癒矣。」結果這一針救了高宗！

　　從有限的數據來推測，唐高宗患上了嚴重的偏頭痛，而不是腦腫瘤、癲癇和青光眼等引起的頭痛。偏頭痛是一種古

老的常見病，古醫籍稱它為風眩頭痛病。兩千五百年前古代希臘也記載過偏頭痛。現代社會猜想有百分之五到百分之十的人患有偏頭痛。

醫學理論認為，偏頭痛病人的症狀有先兆，可能眼前會有閃光性暗點，之字形或鋸齒形光線，有盲點，手腳、嘴唇甚至臉部有麻刺感覺。發作前可能會有短暫的憂鬱、疲勞，情緒煩躁不安，或食慾不振、厭食。頭痛一般發生在一側，也有瀰漫性、搏動性頭痛，常伴有噁心、嘔吐、暈眩，以及視覺模糊、畏光、恐響症等。偏頭痛發作可能因為氣候轉變，發作的次數可能每天幾次或是幾個月發作一次；發作時會伴隨四肢發冷、臉色蒼白及出冷汗等。這些症狀都和唐高宗的病徵相似。

秦鳴鶴太醫診出唐高宗是「風毒上攻……」，提出「若刺頭出少血即癒矣」，當場嚇倒武皇后。給高宗針灸頭部後頭痛消失，視覺恢復。

用針灸治療偏頭痛是一千多年前的一種療法，那時還沒有「偏頭痛」這個醫學名詞。偏頭痛一直被認為是腦血管等受到某些因素的刺激所造成的毛病。現代醫學與時俱進，近年來提出的腦皮層擴散性抑制 (cortical spreading depression) 的學說，認為腦皮層受到刺激後，出現腦活動低落，並且向前擴散，釋放一些發炎介質，刺激腦神經，從而引起劇痛。這理論取代了以前的理論，與中國大陸中日友好醫院針灸科主

任李石良教授所詮釋的「大腦皮層的興奮與抑制平衡失調」以及「透過針扎放血的刺激作用，使大腦做出反應，從而調整全身及患病部位」，似乎相似。這理論也得到腦部造影技術的支持。學者也相信偏頭痛與遺傳基因有關。

　　一般對偏頭痛的慣用療法是使用藥物預防其發作，或是發作時用緩痛藥物，或兩者兼用。傳統的針灸治療是一種非藥物療法，沒有藥物所帶來的副作用。針灸治療偏頭痛的費用比較低廉，是一種可行的治療方法。多年前，義大利醫生曾在《傳統中醫雜誌》發表過他對一百二十名以針灸治療偏頭痛的病人的研究結果。很多歐陸醫學中心，如德國、法國、丹麥等地的醫學中心也先後發表其臨床報告，介紹有關針灸的療效，可惜比起慣用的療法，沒有更明顯、優越的療效。這篇來自義大利的報告，說他們用了一些穴位如 ST8、GB5、GB20、GV14 和 LU7 來治療患者（我查閱過，這些穴位的對照名稱是：頭圍、懸顱、風池、大椎和列缺），認為針灸較藥物治療對偏頭痛有更好的療效。病人不但病發次數減少，而且缺勤日數也一樣減少。但文獻指出，是否確實更有療效，有待更多的臨床研究數據來佐證。

　　對於秦鳴鶴太醫要為唐高宗「刺頭出少血」這種針灸放血療法，李石良教授認為它的目的並不在於放多少血來治病，而是透過針扎放血的刺激作用，調節神經功能，使大腦做出反應，從而調整全身及患病部位。

唐高宗的頭痛病

# 宋太祖「生蛇」

宋太祖半信半疑，認為京城眾多名醫都沒有辦
法，懷疑他說大話。
何動冰回應說倘若他治不好皇上的病，情願被
殺頭。

## 宋太祖趙匡胤之死

宋朝開國皇帝太祖趙匡胤（西元 927 到 976 年）做了十六年皇帝，在西元 976 年 11 月 14 日暴斃，時年四十九歲。宋太祖如何死去，沒有人知道，正史沒有明確記載他死亡的前因後果，《宋史·太祖本紀》的記載也不過寥寥兩句：「帝崩於萬歲殿，年五十……」這是一椿歷史懸案。北宋文瑩的《湘山野錄》中記載所謂「燭光斧影」，「戕兄奪位」，懷疑後來繼承皇位的宋太宗趙光義（西元 939 到 997 年）殺死了自己的同胞兄弟。但亦有說趙匡胤過世時，弟弟趙光義並不知曉。

有關趙匡胤的陳橋兵變、黃袍加身、杯酒釋兵權種種事蹟，很多人已經知道，這裡不談了。

## 為宋太祖醫治纏腰蛇丹

我倒是對宋太祖趙匡胤登基不久，不幸染上了「纏腰蛇丹」傳說感興趣。

纏腰蛇丹這病，就是現代醫學上的病毒性帶狀皰疹（herpes zoster，俗稱 shingles）。傳說皇上腰部皮膚上長滿圓形大豆狀的水皰，像一串串珍珠一樣。當時洛陽有一位藥鋪掌櫃何動冰（一說是河南商丘醫師張清理），奉旨來到宮中，仔細觀察宋太祖的病狀，見到太祖環腰部長滿了大豆狀的水皰，纍纍如念珠。何掌櫃看後，告訴太祖說他有好藥，塗上幾天就會痊癒。太祖半信半疑，認為京城眾多名醫都沒有辦法，懷疑他說大話。何動冰回應說倘若他治不好皇上的病，情願被殺頭。不過何掌櫃懇求，倘若他治好皇上的病，請皇上特別開恩，釋放所有被囚禁的醫師。何動冰的醫療法非常怪異。他開啟藥罐，取出幾條還在蠕動的蚯蚓，放在瓷盤裡搗爛，再放入一些槐蜜。不久，這些蟲子溶化，變成液體。何掌櫃用羽毛蘸些藥液直接塗在太祖患處。太祖頓感清涼舒適，疼痛也減輕許多。又叫太祖喝下一小碗蚯蚓溶化液，並告訴太祖這藥的名字叫做「地龍」，說因為皇上是真龍，所以「以龍補龍」。

經過幾天的治療，宋太祖果然痊癒康復，也把被監禁的醫師全部釋放。

## 古老的疹病

我們從現代醫學的角度，來談談帶狀皰疹這種常見的「古老」病。

之所以說古老，是因為帶狀皰疹早在宋朝甚至更早以前已經存在。隋朝（西元 581 到 618 年）的醫學文獻，巢元方（西元 550 到 630 年）所著的《諸病源候論》就記錄了類似的臨床病症，稱它為蠼螋瘡（蠼螋是一種扁平狹長的昆蟲）。這說明帶狀皰疹由來以久。傳統醫學稱帶狀皰疹為「纏腰火龍」「纏腰火丹」「蛇盤瘡」「蜘蛛瘡」。它和其他疹病如麻疹、水痘、天花等早已為人所知。傳統醫學理論認為帶狀皰疹「多因心肝二經風火，或脾肺二經溼熱所致」，或是因「風熱毒邪侵襲肌膚或內伏鬱熱」所致。

古人不知道這些疹病的真正病因，那個時候，微生物學還未出現，根本不知道各種病的病理。

## 病毒傳染病

帶狀皰疹的元凶是一種病毒。其他如麻疹、水痘、天花等等疹病，也都是因病毒感染引起。但當時人們根本不知道病毒為何物，病毒是 19 世紀（西元 1892 年）才被俄國植物學家伊萬諾夫斯基（Dmitry Ivanovsky，西元 1864 到 1920 年）發

現的。病毒的生存能力很強，它的存在，應該有千百年了。

　　病毒是比細菌體積更小的微生物，西元 1931 年，德國工程師魯士卡（Ernst Ruska）和諾爾（Max Knoll）發明了電子顯微鏡後，科學家才能一窺病毒的真面目。到了 20 世紀後期，就有幾千種不同類型的病毒被發現。

　　帶狀皰疹是因水痘帶狀皰疹病毒 Varicella-zoster Virus（VZV）引起，VZV 病毒有嗜神經性，侵入人體神經系統。大多數人感染 VZV 病毒後不會出現水痘，但也有人初次受感染後會患上水痘。VZV 病毒沿著神經移動到脊髓後根的神經節中，長期潛伏在那裡，成為隱性感染者（或帶病毒者）。

　　百分之七十五到九十的水痘患者是不滿十歲的孩童，成年人有百分之十到二十會患上帶狀皰疹。

　　人老了，免疫功能減弱，可能誘發長期潛伏的水痘帶狀皰疹病毒再度活躍起來，生長繁殖，沿著周圍神經波及皮膚，發生帶狀皰疹。

　　VZV 病毒透過呼吸道黏膜進入人體，經過血液執行，侵入皮膚。開始時，帶狀皰疹患者的患處皮膚發紅，有燒灼刺痛感，紅疹簇集，沿著一側的周圍神經作群集帶狀分布，帶有明顯神經痛。接著出現水泡，小如粟米，大如黃豆，泡液開始透明，後來轉為渾濁，纍纍如串珠，排列成束帶狀。

　　人初次感染 VZV 病毒的表現是出水痘。研究顯示，每

一千個人中，約有三個人會患上帶狀皰疹。一般帶狀皰疹需要三到五週復原，有百分之二十到二十五的患者在帶狀皰疹痊癒後的六個月疼痛仍然存在。我們稱之為帶狀皰疹後遺神經痛。有些患者皮膚患處受到感染，嚴重的會影響到眼睛，甚至導致失明。

## 現代醫學看纏腰蛇丹

從現代醫學來看，用蚯蚓加槐蜜的溶化液治好宋太祖的帶狀皰疹，並不是什麼靈丹妙藥，更不是治療帶狀皰疹的特效藥。大多數帶狀皰疹過三到五週就會復原。就算沒有「地龍」藥，宋太祖不藥而癒的機率還是很高的。況且，蚯蚓身上可能帶有微生物如細菌等，塗敷皮膚患處，反而會引起皮膚感染發炎。只不過何掌櫃走了運，「地龍」也因他而名聲大震。時至今日，不知道還有沒有人相信這種民間藥物，用「地龍」去治療帶狀皰疹。

地龍又名蚯蚓、曲蟮，可外敷內服，是常用的傳統藥物，見於《神農本草經》及《圖經本草》。

患了帶狀皰疹，治療的目的就是減輕疼痛，縮短病痛的日子，並防止併發症。一般用止痛藥物治療，或使用抗病毒藥物如 Acyclovir，阻止 VZV 繁殖以及病情惡化。

「Herpes」源自希臘文，是「爬」的意思，形容皰疹散布

的形態，所以叫做「生蛇」。民間有一種說法，如果讓「蛇」圍繞身體一周，病人就會有生命危險，廣東人叫它「渾身蛇」。民間認為，只要用火去炙燒「蛇頭」，例如用點燃的燈芯燒，或是用硫黃和苦瓜水，用墨水去沾點蛇頭或蛇眼睛（也許是為了讓蛇看不見東西），阻止擴散，不讓蛇環繞身體，那病人就有救了。

這是毫無醫學或解剖學根據的無稽之談，因為帶狀皰疹是沿著某一周圍神經單側分布，一般不超過體表正中線，不會圍成一周。「蛇」環繞身體一周是極為罕見的。

## 帶狀皰疹的醫療及預防

治療帶狀皰疹的最佳辦法，不是等到病症出現再去尋求最妥善的醫療法，例如服用止痛藥、抗病毒藥，使用藥物防止皮膚感染，或用類固醇等，甚至去找傳統醫藥療法放血「抓蛇」、針灸、拔罐等等。

最好是預防疹病發生。目前已有免疫疫苗預防 VZV 所引起的疹病。一種是給孩童、青少年和成年人的預防水痘的疫苗，另一種用於五十歲以上的長者的疫苗。2006 年開始使用的帶狀皰疹疫苗 Zostavax，是一種已經減毒的活皰疹病毒（皮下注射疫苗）。對於高風險的人，如孕婦、有免疫系統問題者或某些高危新生嬰兒等等，可以注射水痘帶狀皰疹免疫球蛋

白來度過高風險期。

　　預防勝於治療是治病的基本原則，醫病可能只能治標，預防疾病才是治本。

　　有了預防疫苗，世界衛生組織在 1980 年宣布天花絕跡，無須注射預防疫苗。相信小兒麻痺症不久也會步天花後塵，在地球消失（在西方國家，小兒麻痺症幾乎絕跡）。醫學界也有望全面控制水痘、帶狀皰疹等病毒傳染病，使之被滅絕。

　　宋太祖之死，是他患上纏腰蛇丹十多年後的事，最低限度，他的死，不可能和這種疹病有關。

宋太祖「生蛇」

# 神經錯亂的皇帝

有了那麼多神經不正常的皇帝掌理朝政，
難怪史家評說宋代是歷代最弱的一個朝代，
內憂外患，國運不昌。

造成神經錯亂的原因很多，對其進行診斷和治療是精神專科醫生的工作。

造成神經錯亂的原因，可能是遺傳、代謝作用障礙、腦腫瘤、阿茲海默症、腦血管阻塞、腦梗死性痴呆、肝臟或腎臟功能衰竭（尿毒症）、藥物或重金屬中毒等等。

遇到一些行為詭異的人，一般人會說他是神經病、變態、瘋子、沒有人性等等。果真患了精神病，就得去諮詢精神科醫生。

在中國古代歷史上，曾上演過無數子弒父、兄弟鬩牆、互相殘殺的駭人聽聞的悲劇，如殺害自己三十一個兄弟姐妹的秦二世胡亥（西元前 230 到前 207 年），春秋時代衛國國君州籲殺兄衛桓公；南朝宋文帝劉義隆（西元 407 到 453 年）

被兒子劉劭所弒。劉劭當了三個月皇帝後，又被弟弟宋孝武帝劉駿（西元 430 到 464 年）處斬。尤有甚於此，劉駿還不知綱常禮法、道德人倫為何物，居然把四個堂姐堂妹收入宮中寵幸，還生下兒子劉子鸞。連生母路惠男太后也不放過，所為之事，與禽獸無異。《魏書》有記載：「駿淫亂無度，蒸其母路氏，穢汙之聲，布於歐越……」。隋煬帝楊廣（西元 569 到 618 年）也有弒父淫母的紀錄。這些行為究竟是由於權慾薰心、荒淫殘忍？還是真的因為神經錯亂、精神分裂症所致？

在所有患精神病者中，有半數是精神分裂症，但是精神病或是行為異常並不一定是精神分裂症。

讀歐洲歷史的人都知道英國國王喬治三世（西元 1738 到 1820 年）是一個神經錯亂的皇帝。他是在位時間第三長的英國君主。他過了五十歲之後，就被病魔糾纏，開始時出現時好時壞的精神錯亂狀況，因而引發政治危機，最終逼使他不得不委任兒子（後來繼位為喬治四世）為攝政王。可憐「癲狂」的喬治三世，在他生命的剩餘歲月裡，竟然是個又盲又聾、神經錯亂的孤獨太上皇。

原來喬治三世患了一種罕見的先天遺傳病叫卟啉病（Porphyria），導致他精神障礙。這種病的症狀還有疲勞、皮疹、腹痛、肌肉無力或痙攣、排出紅紫色或琥珀色尿液等等，後來科學家從他的頭髮分析出含量很高的砒霜（砷）。這

種化學物質會毒害大腦，也加重了他的病情。

　　喬治三世這種遺傳病連累到他的兒女。他們的病情也一樣反反覆覆，每次病發時也都排出有色素的尿液。

　　其實，歐洲歷史上也有為數不少的精神錯亂的君王，例如遠在 1 世紀的羅馬皇帝卡利古拉（Gaius Caligula）是個患有精神分裂症的君主。法國國王查理六世（Charles VI of France）也被認為患有嚴重的精神分裂症。普魯士國王弗裡德 —— 威廉四世（KingFrederick William IV of Prussia），也有瘋癲症。

　　一些醫學報告公布過美國每年有兩百萬名以上的成年人患上不同程度的精神分裂症，其中百分之十還承認有過自殺行為。

　　精神分裂症是一種常見、病因未明且有明顯遺傳傾向的精神病。病症多數在青、壯年期出現。它影響人的思維，邏輯、聯想、情緒、感知、行為怪異，智力、人格、自知能力等多方面障礙，而病者不能意識和承認自己有病。病程會拖延，容易復發。患者的精神活動表現出不協調，思維散漫不集中，與外界環境脫節，對時間、空間等毫不理會。這些人思想的過程與情緒的表達「分裂」，在想到悲哀的事情時，竟然會表現出快樂的情緒。相反，當心裡高興時，卻會悲哀痛哭。很多患者會演變為慢性精神分裂症。

比較嚴重的患者會有妄想病徵以及幻聽，覺得有聲音（根本不存在的）來自腦中或是體內某一部位。幻想有人在控制或指使、謀害他！有些自覺到被人洞悉或被揭露，產生恐懼、憤怒、激動。有些還有敵視態度、攻擊行為、自傷自殘，甚至會自殺等。

家族有精神分裂症病史的人更容易患病，患者在發病前會表露出內向個性，孤僻寡言，敏感、偏執及懷疑心重，有依賴性，愛幻想等等分裂人格特徵。

有些患者在精神分裂症發病之前有精神誘發因素，例如家庭不和睦，失戀，工作受挫不順利等，也缺乏密切的人際關係或社交退縮。

古代對精神分裂症的了解不多，當患者出現病狀，行為詭異，會以為是邪魔鬼魂附身，會求神問卜，找方士開壇作法，驅逐邪魔……要確定中國古代的帝皇是否患有精神分裂症並不容易，只能憑點點滴滴的紀錄推測。

根據上述精神分裂症種種病徵，中國北宋的英宗趙曙（西元 1032 到 1067 年）可能是患了精神分裂症的皇帝。他是歷史上罕有的拒絕接受太子名位而繼承其伯父仁宗趙禎（西元 1010 到 1063 年）的皇位的人。他的精神病在登基不久的幾天後發作（精神症狀突然出現）。他連聲大呼有人要殺他（妄想病徵），在先皇仁宗靈柩前號呼狂奔，令葬禮無法進行（情

緒激動反常），甚至在出殯那天，英宗也稱病不出，祭奠當時也不落淚以示孝行，毫無宮廷禮儀（表現出冷淡及無反應，思想與情緒表達分裂）。後來他久不視朝，要立儲時，話語已含混不清。這樣的精神狀態，怎樣去處理國家大事？

對於這些趙姓皇室成員是否有家族遺傳病史，我查閱了一些數據。原來宋朝皇帝中的確有一些精神障礙的皇帝，如宋太祖趙匡胤（西元 927 到 976 年）的弟弟趙廷美，長子趙德昭，其弟宋太宗趙光義（西元 939 到 997 年）的兩個兒子（長子趙元佐，六子趙元偓）都有精神病發病的紀錄。太宗的兒子宋真宗趙恆（西元 968 到 1022 年）也是一個間歇性瘋癲的患者。除了上面所說的英宗，還有神志清醒時少，精神恍惚時多，父皇病危卻拒絕探望，又不肯為父皇主持喪事，有悖人倫的南宋光宗趙惇（西元 1147 到 1200 年）。有了那麼多神經不正常的皇帝掌理朝政，難怪史家評說宋代是歷代最弱的一個朝代，內憂外患，國運不昌。但它竟能歷時三百一十九年（西元 960 到 1279 年）！

神經錯亂的皇帝

# 宋朝帝王有精神病遺傳基因

再查閱數據，發現宋朝十八位皇帝中（北宋及南宋各九位）出現過很多瘋狂（insane）、精神障礙的瘋子皇帝。

在《神經錯亂的皇帝》一文，我曾懷疑宋朝趙姓皇室成員有家族遺傳病史。再查閱數據，發現宋朝十八位皇帝中（北宋及南宋各九位）出現過很多瘋狂（insane）、精神障礙的瘋子皇帝。開國皇帝宋太祖趙匡胤的弟弟趙廷美、長子趙德昭，以及太祖另外一個弟弟第二任皇帝太宗趙光義的兩個兒子（老大元佐，老六元偓），都有精神病發病的紀錄。此後繼承皇位的主要是太宗一脈。太宗的兒子第三任皇帝真宗趙恆則患有間歇性瘋癲。第五任皇帝英宗趙曙有精神分裂症的表現。史載他曾拒絕接受太子位，但到頭來還是繼承伯父（第四任皇帝）仁宗趙禎（西元 1010 到 1063 年）的皇位。英宗登位後的幾天，精神異常症狀突然出現。他的明顯症狀有：連聲大呼有人要殺他（妄想病徵），在先皇仁宗靈柩前號呼狂奔，令葬禮無法進行（情緒激動，反常），甚至在出殯那天，

稱病不出，祭奠時也不流淚以示孝行，毫無宮廷禮儀（表現出冷淡及無反應，思想與情緒表達分裂）。他久不視朝，要立儲時，話語已含混不清，這樣的精神狀態，當然不可能正常。

接下來宋朝第六任皇帝是宋神宗趙頊（西元 1048 到 1085 年），亦有記載他曾得疾病「風眩不語」。神宗有十四個兒子，其中八個早夭，活到成年的僅有六個。其中六皇子趙煦，就是後來的宋哲宗（西元 1076 到 1100 年）。值得留意的是，哲宗的弟弟、神宗的第九皇子趙佖有忽然雙目失明的病歷。當二十四歲的宋哲宗英年早逝，他的弟弟、神宗的第十一皇子趙佶登上了皇位，成為宋朝第八位皇帝徽宗（西元 1082 到 1135 年）。至於哲宗的死因，後人認為是因傷風感冒而死，並非如《元符遺制》所記載，是死於性心理疾病（極度性放縱），他的症狀為「精液不禁，又多滑洩……」

宋徽宗被囚禁九年，在西元 1135 年，終因不堪精神折磨而死於五國城。沒有記錄他的精神狀況。

幾代之後，從第十一任皇帝孝宗（那時已經是南宋）開始到末帝轉回到宋太祖趙匡胤的直系血脈。孝宗趙昚，是趙匡胤的七世孫。他的兒子，第十二任宋朝皇帝光宗趙惇（西元 1147 到 1200 年），登位才兩年，就出現精神問題。他神志清醒時少，精神恍惚時多，他的父皇孝宗病危，光宗竟然拒絕

探望，後來又不肯為父皇主持喪事，行為有異，有悖人倫。至於第十三任皇帝寧宗趙擴（西元 1168 到 1224 年），沒有記載他的精神狀態，只是提到他一向龍體欠佳，體質羸弱，深居內宮，少理朝政，怕吐，怕肚痛……。（《宋史》指寧宗是服用金丹，被謀害致死。）

到了寧宗之後，繼承人是血緣關係疏遠的理宗（西元 1205 到 1264 年），然後是理宗的姪兒度宗趙禥（西元 1240 到 1274 年），以後的三個皇帝是度宗的三個兒子。史料沒有記載他們有精神異常的情形。猜測如果有異常或致病遺傳因子的話，此時已經慢慢發生政變了！

可惜到了宋朝以後，女子的姓名就不再公開記錄在史冊中。若是有宋朝公主們的紀錄，對宋氏皇朝的遺傳病會有更多證據。

我之所以把宋朝歷代皇帝的精神失常和錯亂的表現，以及所顯示出精神分裂症的症狀，不厭其煩地抄錄下來，是懷疑這趙姓家族患有常染色體遺傳病（顯性或隱性）。精神病的症狀很複雜，甚至會被誤診為神經官能症、癔症等，診斷的確不易。我們不妨在這裡大膽假設，這趙姓家族帶有常染色體遺傳病（顯性或隱性）的基因可能性很高！而不單是隻有「家族傾向性」疾病那麼簡單。我揣測這些遺傳病應該是一種異常的致病基因引起先天代謝障礙症（inborn errors of metabolism）。

　　歷代宋朝皇帝出現過的病狀，顯露出多項不同的異常行為、病狀表現，如瘋狂、間歇性瘋癲、精神分裂、失明、嘔吐、肚痛、肌肉無力、神智混亂、幻覺等等，他們的不同行為、病狀表現，很可能是致病基因表現度的不同導致的。

　　我們不禁懷疑，根據所記錄的症狀，難道宋皇朝家族患有卟啉症？或是和卟啉症類似的代謝遺傳病？可惜很多史冊沒有詳細的疾病紀錄，如果懷疑是卟啉症，卻沒有找到與這病的相關病狀紀錄，如皮膚病、便祕以及尿液顏色。

　　理論上，要證實皇帝們是否有先天遺傳病不是不可能的事，可求助於先進科學。研究人員可以利用基因診斷方法，對死去多年古人的死亡原因進行重新診斷，如從遺骸抽取DNA（或粒線體 DNA），了解其家族的 DNA 特徵，對比（配型）已經繪製出的基因圖譜，了解第一和第十一染色體的卟啉症基因是否相同或是接近。

　　究竟宋朝帝皇有沒有精神病遺傳基因，就讓以後的科學家去找出答案吧。

# 做皇帝是高風險行業？

有人把歷代兩百三十五位帝王的壽終年歲拿來計算，

可憐的皇帝平均只活了短短三十八年（虛歲三十九）！

記得當年高中會考有一道作文題目是「高風險行業」，我只想到救火員、馬戲團的特技演員、飛機駕駛員等。近來閱讀史書，我才知道做皇帝也算是有職業性危害的「高風險行業」！

至於做皇帝算不算一種行業，我不好判斷。不過歷史上有皇帝這個稱號，應該是始於西元前 221 年，秦統一六國，秦王嬴政創立「皇帝」這個尊號，自稱始皇帝。從此中國的最高統治者就稱皇帝。有人統計，從秦朝開始算，共有三百九十七位皇帝（有人算出是五百五十位和兩百三十五位）。數目是否準確，很難確定。根據二十四史及其他史料，從秦始皇起，直到清末，兩千多年的封建皇帝的死因，簡記於下（北朝、遼、金諸帝未列入）。

　　皇帝真的好做嗎？身為九五之尊，權傾天下，富貴顯榮，手操生殺大權，有三宮六院七十二嬪妃，佳麗三千，夜夜笙歌，羨煞子民。有人把歷代兩百三十五位帝王的壽終年歲拿來計算，可憐的皇帝平均只活了短短三十八年（虛歲三十九）！難怪康熙皇帝感嘆古來白髮天子無幾人！再分析這些皇帝的死因：只有三分之二是因病安枕而死；其他三分之一可以說是「不得好死」！

　　要知道，中國人祈求的是「五福臨門」，而五福的最後一福是「考終命」。「考終命」就是善終，是一般人所說的「好死」。人們希望在離開這個世界的最後一刻，沒有痛苦、橫禍，能夠了無牽掛、安詳自在地離開人間。那叫福氣！

　　讀過清史專家陳樺教授所著 2008 年出版的《光緒之死大揭祕》一書，書中說到清朝皇帝光緒（西元 1871 到 1908）的死亡原因。他是被下毒，因急性砒霜中毒而死。

　　其實，歷史上，皇帝被毒死，光緒並不是第一人。歷朝歷代這種悲劇一直在重演。這些可憐的皇帝，好多是在宮廷權力鬥爭中暴死。有些更是死得不明不白，不知真相，死因撲朔迷離，耐人尋味。我們不談那些被弒殺以及猝死的皇帝，讓我們看看清朝以前，每個朝代被毒死的皇帝的一兩個例子。

　　立朝不到四十年的秦朝被滅亡後，漢朝登上歷史舞臺，長達四百零七年。從西漢開始，經過兩百一十四年後，最後

的一個皇帝平帝劉衎（西元前 9 到西元 5 年）是被大權在手、身為岳父的王莽在「臘日上椒酒，置毒酒中」毒死。《漢書·平帝紀》記載王莽害怕逐漸成長的皇帝會對付他，所以先下手為強，把十四歲的小皇帝除掉。

接著東漢的十二位皇帝接棒，直到西元 220 年，漢獻帝（西元 181 到 234 年）劉協接過最後一棒，禪位給三國的魏文帝曹丕，走完漢朝的全程。

在此之前，東漢的倒數第四位皇帝質帝（西元 138 到 145 年）劉纘，也是死於非命。這位才七歲、不懂世事的小皇帝，乳臭未乾，因為口不擇言，對著推他坐上龍椅的梁冀大將軍叫了一句「跋扈將軍」。大將軍恐怕這孩子長大後對他不利，派手下在湯餅中下了毒藥，毒死了質帝。而十六歲的漢少帝劉辯（獻帝同父異母兄長）也是被奸臣董卓毒死。

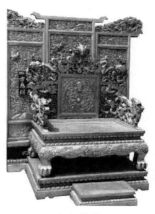

皇帝龍椅

　　歷史走進了歷時一百五十五年的晉朝，出了一個智商很低的惠帝司馬衷（西元 259 到 306 年）。他是被東海王司馬越在餅中下毒毒死。食餅中毒一事記錄在《資治通鑑·晉紀八》裡。

　　然後就是歷時一百六十九年的南北朝了，西元 528 年 2 月，北魏胡太后派人毒死自己十九歲的親生子北魏孝明帝元詡，可算狠毒！跟著只存續三十七年的隋朝，開國文帝楊堅的二兒子楊廣將父皇楊堅毒死在病榻之上，篡得皇位，成為隋煬帝。

　　至於唐朝，《唐書》和《資治通鑑》有記載，唐朝第四任皇帝中宗李顯是被野心勃勃的韋皇后和女兒安樂公主「於餅餤中進毒」毒死（也有人認為李顯是死於心腦血管病）。而唐朝末代皇帝十七歲的哀帝李柷禪位給朱全忠後，還是被鴆殺，難逃一死。

　　五代時期的南唐李後主（西元 937 到 978 年），是被宋太宗趙光義（西元 939 到 997 年）賜予牽機藥（馬錢子），在他生日七夕那天死去。

　　宋朝開國皇帝趙匡胤（西元 927 到 976 年）死於「斧聲燭影」之夜的宮廷政變。傳說是弟弟太宗由醫官程德玄提供毒藥，毒死兄長篡位。據說太宗精於此道，《宋史》《續資治通鑑長編》卷二十二、《湅水記聞》等書都有記載趙光義曾用毒

酒殺人，使人深信趙光義有這樣的先例。

元朝第十二位皇帝明宗和世（西元 1300 到 1329 年）在位八個月，也是在宴請弟弟文宗時，被弟弟毒死。

明朝的光宗朱常洛（西元 1582 到 1620 年），因為縱慾過度而生病了。傳說是其老爸萬曆帝寵愛的鄭貴妃派親信貼身太監崔文升為他治病開藥，而沒有找太醫。後人認為是鄭貴妃的毒計，以醫病為名，毒死了才登基不到一個月的明光宗。

讀過這些史料，大家會覺得皇宮並不是一個安全的地方。宮殿看上去富麗堂皇，裡面卻是殺機重重，隨時隨地可能命喪黃泉。有宮廷侍衛又如何？

已故武俠小說作家古龍有一句名言：「最危險的地方就是最安全的地方」，反過來，「最安全的地方就是最危險的地方」，這說法何嘗不是同樣有理？而且最親近最親密的人，也許是最要命的殺手 —— 父母、岳父、妻子、兒女、兄弟姐妹、大臣、太監、妃嬪甚至太醫，都可能是追魂奪命者！在權力鬥爭之下，是沒有什麼親情與道義的。當然，太子之間爭寵、爭權，鬥個你死我活，手足相殘，用毒暗殺，這類事件，同樣屢見不鮮。這是人性的劣點，也是人性的悲哀。

皇帝會隨時死於非命，的確，做皇帝這一行，真的是「高風險行業」！

做皇帝是高風險行業？

# 毒死皇帝的是什麼毒藥？

古代皇帝為了長生不老，希望活到萬歲萬萬歲，
迷通道士丹藥，結果多因慢性鉛中毒而死。

在上一篇《做皇帝是高風險行業？》中，講到歷朝歷代都有皇帝被毒死的事件發生。

可惜的是，翻查過好些史料，裡面只是提到皇帝喝了毒酒，或是吃了摻有毒藥的餅而一命嗚呼。對於這些受害者究竟吃了什麼毒藥，則少有記載。

由於古代的生物、化學科學不發達，人們對於毒藥沒有那麼多的了解，所以古代的皇帝陛下不可能是吃下氰化鉀（KCN），或是氰化鈉（NaCN）、氰化氫（Hydrogen cyanide，HCN）、氫氰酸（Hydrocyanic acid）等會致死的物質。氰化毒品和紅細胞的血紅蛋白緊密結合，使其失去帶氧的功能，使人缺氧窒息而死。

古代沒有人懂得用針筒把大劑量的鉀注射到人體內，使心臟停止，立即喪命。也沒有人會注射好幾百倍劑量的胰島

素來謀殺別人，因為胰島素是在 1921 年才被發現的。在此前更沒有人懂得用放射性的化學元素來殺人。

　　古人所常用的重金屬毒藥大多是砒霜（砷）。至於汞（水銀），它的化合物如二甲汞是一種劇毒，0.001 毫升的二甲汞也足以使人立即身亡。但如果誤吞水銀，因為它是金屬汞，是一種沒有「活性」的金屬元素，在腸道內不會發生化學變化，也不會在腸道內被吸收，故一般不會引起中毒。除了少數人會出現一些症狀外，大多數是沒有症狀的。這些金屬汞過些時候會跟著糞便排出體外。

　　至於重金屬鉛中毒，那多數是慢性中毒。古代皇帝為了長生不老，希望活到萬歲萬萬歲，迷通道士丹藥，結果多因慢性鉛中毒而死。

　　鴆酒是我們常常聽到的一個名詞。鴆是一種有毒的鳥。傳說中的鴆酒，就是浸泡鴆鳥羽毛的酒。人喝下去之後不久，內臟潰爛，雖然不能言語，但是神志清醒，無痛而死。古代鴆酒一直被當作皇宮謀殺、賜死的上品。

　　古代的一些史籍如《史記》《漢書》中，都記載有鴆酒。不過，現在的生物學中似乎沒有記載鴆這種鳥。鴆這種動物是否存在還是已絕種，仍需考證。現代人認為：鴆酒可能是摻入某種毒性很大的毒物（如烏頭、毒芹汁等等）的酒。這些炮製過的酒都可稱為「鴆酒」，不算是一種特定的毒藥。人們

習慣把毒酒叫做鴆酒，這名詞也漸漸成了毒藥的代名詞。

至於郭沫若先生話劇《孔雀膽》中所說的孔雀膽（不是孔雀的膽囊），只是傳說中的毒藥而已。

其實，古代毒死帝王的毒藥（包括歐洲的帝王），多數是用砒霜這種重金屬製成。2008 年 11 月，多家報紙報導在北京召開「清光緒皇帝死因」的研討會，證實清朝皇帝光緒（西元 1871 到 1908 年）是死於急性胃腸性砒霜中毒。

我們在戲裡和武俠小說裡常看到或讀到「鶴頂紅」這種毒藥，某某皇帝要處死大臣、妃嬪，就賜予鶴頂紅酒讓他們喝下，令他們自我了斷。在喝下皇上「恩賜」的毒酒之前，還得先下跪，三呼萬歲，謝主隆恩！這種毒藥雖然叫「鶴頂紅」，但是它和我們在內蒙古所見到丹頂鶴頭頂上的紅肉冠「丹頂」毫無關係。「丹頂」是沒有劇毒的。古人所說的鶴頂紅其實是有劇毒的砒霜，是不純淨未經加工的紅信石（三氧化二砷，$As_2O_3$）。由於它呈紅色，故稱「鶴頂紅」。砒霜（砷）的毒性和氫氰酸的作用機制 —— 缺氧窒息 —— 相似。

有很多毒物是草本藥物。在劉弘章、劉渟父子著的《是藥三分毒》這本書的附錄裡面，列舉了明朝時期太醫劉純和等對藥材的分類，其中有一百三十二味急毒藥材和九百一十一味慢毒藥材，包括砒石及蟾酥等，都是列入「太醫黑名單」的，可供參考。

　　舉幾個例子：名單中有烏頭、附子，皆含有毒的烏頭鹼，它的毒效能引起心室心律失常、心室纖維性顫動（室顫）或心動過速，在二十四小時內死亡。洋金花也叫曼陀羅花，含生物鹼天仙子胺、東莨菪鹼，以及阿托品等，能引起中毒。夾竹桃含多種強心苷成分，也會引起心律失常，使人因循環衰竭而死。還有毒芹（毒人蔘），含有有毒生物鹼，能在數分鐘內引起四肢麻痺、呼吸肌麻痺窒息而使人急速死亡；鉤吻（又名斷腸草）含十多種生物鹼和鉤吻酸，都是劇毒物質。

　　這裡要談談馬錢子，也叫做牽機藥，它之所以出名，是因為它毒死了五代時期的南唐後主李煜，宋朝王銍的《默記》裡記載了此事。只因為李後主賦了《虞美人》這首詞，詞中有「故國不堪回首月明中」的字句，宋太宗聞悉，知道李後主還在思念故國，龍顏大怒，命秦王趙廷美賜牽機藥，將他毒死。馬錢子的主要成分是番木鱉鹼（即士的寧）和馬錢子鹼。吃下馬錢子後十到二十分鐘，毒性發作，臉部、頸部肌肉僵硬，伸肌和屈肌同時強烈收縮，引起極度疼痛，全身抽搐不止，出現強直性驚厥。最痛苦莫過於中毒者仍然神志清醒，忍受劇痛，最後頭部與足部佝僂相接，有如彎弓的形狀。由於身體狀似牽機，所以毒藥叫「牽機藥」（古籍：「頭足相就如牽機狀」）。牽機藥與「鉤吻」「鶴頂紅」同列歷史上最有名的三種毒藥。

# 談古論今說病歷

據悉，慈禧太后曾命令太醫依照她所說的光緒病況，
寫出假脈案，還要描述皇帝患重病的假象。

過去幾十年來，很多學者著力研究清朝光緒帝（西元 1871 到 1908 年）的死亡原因。當然，學者們會參閱與光緒帝有關的文獻、歷史檔案以及記錄他健康狀況的醫案（或脈案）等等。

把清朝末代皇帝溥儀的自傳《我的前半生》裡老太監李長安的一番話，以及《方家園雜詠紀事》和清朝名醫屈桂庭所寫的《診治光緒皇帝祕記》相比較和對證，不難發現其中有很大差別和矛盾之處。究竟誰是誰非？以誰的紀錄為準？

本來御醫的醫案、脈案是實錄，而且清朝的御醫制度是相當嚴謹的。那些被清朝太醫院選中委派進入皇宮「請脈」的御醫，在診治過後，要開藥方，監督製藥、煎藥過程，臣子嚐藥後加上封條密封才能進藥。這一連串的行動，一切有關

所開藥方的藥性、治療法，都得詳細記錄。所以光緒帝的前任同治帝患了天花，是存有醫案記錄的。

御醫診治後記錄醫案必須手抄，逐日記載，所以才有《皇上進藥底簿》《皇后進藥底簿》等等檔案。這些檔案不得對外洩漏，就好像今日的醫療制度，要絕對為病人保密。

清朝的宮廷醫案還有所謂的臨終脈案，把宮廷內的顯貴病篤時的一切情況記錄在案，如乾隆帝、嘉慶帝、同治帝的臨終脈案，都是很豐富、很有價值、可供後人研究的醫案。

據悉，慈禧太后曾命令太醫依照她所說的光緒帝的病況，寫出假脈案，還要描述皇帝患重病的假象。大概慈禧太后非常痛恨光緒帝連同一些大臣搞政變，推行維新變法，奪取她的權力，早已萌廢帝之心。她想以光緒帝病重、不能勝任帝職為由，伺機撤換皇帝。既然如此，從這真假難分的醫案、脈案，又如何知道光緒帝的真實病況？這些脈案是否可靠和可信？

今天，如果醫生在醫療紀錄做手腳，造假、塗改、增添、刪除，肯定會被醫學理事會檢舉，暫停或吊銷行醫執照，或將其從醫生名冊上永遠除名，讓其不得行醫。可惜清朝並沒有這些監察制度，還偏偏碰上擁有至高無上權力、為所欲為的慈禧太后。

清朝大臣曾指令御醫杜鍾駿在他的醫案刪除「此病不出四日，必出危險」的字樣，恐怕會嚇到皇上（記於杜鍾駿的

《德宗請脈記》)。這些醫案被更改和刪除，後人又如何知道病況實情？

遠在南北朝就有醫書記載臨床實踐病例。當然，也有些醫療記載屬於軼事或傳說，近乎荒誕！例如南北朝名醫褚澄治療一個患了五年冷疾的病人，病人服藥後吐出十三隻雛雞，霍然而癒！這些雛雞怎麼可能留在胃裡那麼久，還沒有被胃酸消化掉！

中國醫學史上有為數不少的醫學寶典。最早的個別病歷紀錄收集在《倉公診籍》裡。倉公又稱淳于意（西元前 216 到前 150 年），是西漢文帝時期的名醫。他的女兒就是「緹縈救父」故事的女主角。緹縈的孝心感動文帝，從而廢除肉刑（臉上刺字，割掉鼻子，砍左右趾等）。倉公在診籍中記錄了宮廷的王侯和家屬、官吏、隨從的一些案例，包括個人數據、病情脈象、治療方法、藥物、效果（痊癒或死亡）等，也分析醫療失敗的原因。而後來南北朝的李修、王顯等御醫亦各著有《藥方》多卷，如宋建平王《典術》一百二十卷、北魏李修《藥方》一百一十卷、王顯《藥方》三十五卷。

談古論今，我們談談今日的醫療紀錄（medical records）或是病例或病歷紀錄（case notes）。

醫院對病歷紀錄有很嚴格的要求，醫生、醫科學生及醫護人員等都得遵守。主治醫生在診視病人後要盡快把病人的

訴說、當日診斷結果、病況進展或是變化、所有的檢驗報告，以及接下來為病人治療的計畫等等都清楚記錄下來，字型不得潦草，避免用負面文字，或是以蔑視態度描述病人。看病人的時間、日期都得記錄在案。且切忌在紀錄裡宣洩不滿情緒，或對同事批評、含沙射影等，以免有損專業道德。

病歷紀錄是有法律責任及約束力的檔案，可以在醫患糾紛以及訴訟時作為呈堂證據。例如，當患者一方控訴醫生專業上失職或疏忽時，病歷紀錄的內容就是有力的證據。依此，可以讓患者討回公道，或還被誤告醫者清白。除此之外，如果病人進入別家醫院，只要取得他過去的病歷紀錄，就知道他過去患病的歷史，也就可避免重複已做過的各項檢驗，以免費時失事。病歷紀錄也會註明病人是否對藥物敏感。再者，保險公司、一些醫藥福利團體，受聘前進行健康檢查，醫生可徵得病人同意，申請醫藥報告，或參閱病歷紀錄。

病歷紀錄屬於機密檔案，醫護人員有義務為病人保密，妥善收藏這些檔案，不得銷毀。除了獲得病人同意外，病人數據不得外洩，否則會觸犯專業守則。

總之，病人的醫療紀錄十分重要，是無庸置疑的。

# 元世祖患痛風？

中國有哪些皇帝患過痛風？我查閱了一些書本，
卻很少提到皇帝患有痛風及痛風性關節炎。
其實那是不奇怪的事。

古代的帝王將相和高官權貴，每餐都是美饌佳餚、山珍海味，吃得好，喝得好。但這些讓人大快朵頤的食物，都含有很高的嘌呤，會導致痛風 (gout)。痛風也被稱為「帝王將相病」「富貴病」。

痛風和糖尿病、冠心病、高血壓、動脈硬化以及肥胖症、血脂紊亂等疾患有關，都是文明社會的「產物」。如今它已不是富貴人家的「專利」了。

酒也會刺激嘌呤增加，導致血尿酸增高和血乳酸增高，抑制腎臟對尿酸的排洩。2004 年，美國哈佛大學的學者在《柳葉刀》發表研究報告，他對有關問題進行了十二年的研究，指出啤酒能代謝為「嘌呤」，進一步代謝為「尿酸」，和痛風息息相關。

　　痛風即高尿酸血症。它由嘌呤代謝紊亂所致，引起痛風石沉積在軟組織內，如關節、耳輪軟骨、手腳、肢骨甚至心瓣、腎臟，引起痛風慢性關節炎和關節畸形，常常牽連腎臟引起慢性腎炎以及尿酸腎結石。痛風的多數患者是因先天性嘌呤代謝紊亂，是有家族遺傳傾向的疾病，但大多原因尚未闡明。有些是繼發性痛風，是由腎病、白血病、藥物等引起。在傳統醫學中，它屬於「痹證」範疇。《醫學準繩六要·痛風》有記：「痛風，即內經痛痹。」清代醫家唐宗海（西元1846到1897年）的《血證論》：「痛風，身體不仁，四肢疼痛，今名痛風，古日痹證。」

　　人們知道痛風的歷史究竟有多久？早在西元前5世紀，希臘醫學之父希波克拉底（Hippocrates）就記載過痛風的臨床表現。在11世紀，人們是用guta這個名詞（拉丁文，為一滴的意思。認為痛風是一滴一滴的毒素毒害關節所引起的疾病）稱痛風。直到13世紀，荷蘭醫師Vielehardouin才用gout這個名詞稱痛風。至於對痛風與高尿酸血症關係的研究，已是西元1797年了。英國醫生William Wollaston（西元1766到1828年）分析出尿酸鈉鹽，解釋了痛風和尿酸的關係。西元1848年，英國醫生Alfred Garrod（西元1819到1907年）測出痛風病者的血液中有尿酸的存在。

　　外國歷史有記載，神聖羅馬皇帝查爾斯五世（Holy RomanEmperor Charles Ⅴ，西元1500到1558年，也是西班牙查

爾斯一世）就因為嚴重的痛風而退位。他的兒子西班牙菲利普二世（Philip II of Spain，西元 1527 到 1598 年）也患了痛風及腎病。英國、法國也有多位皇帝患有痛風，如亨利八世（Henry VIII，西元 1491 到 1547 年）、詹姆斯一世（King James I，西元 1566 到 1625 年）及喬治三世（George III，西元 1738 到 1820 年）等，法國的路易十六（Louis XIV，西元 1638 到 1715 年）、查爾斯五世（Charles V，西元 1338 到 1380 年），以及他的父親、祖父都是痛風患者。

中國有哪些皇帝患過痛風？我查閱了一些書籍，卻很少提到皇帝患有痛風及痛風性關節炎。其實那是不奇怪的事。傳統醫學書籍不會紀錄「痛風性關節炎」這個醫學名詞，很多種類的關節炎，如風溼熱病、風溼性關節炎、類風溼性關節炎、增生性脊柱炎、關節強直性脊椎炎、系統性紅斑狼瘡關節炎，以及壓迫頸部脊髓或頸神經根的頸椎間盤退行性增生，都屬於傳統醫學的「痹證」範圍。痹證不等同於痛風。東漢名醫張仲景（西元 150 到 219 年）以「歷節病」來命名類風溼性關節炎，指出那是一種特殊的頑固性痹證。但他沒有提到痛風、痛風性關節炎這些名詞。

當時人們對於痛風及痛風性關節炎是沒有概念的。只有骨骼裡有尿酸的針形結晶沉積，才是痛風的可靠病徵。可是又怎麼知道查爾斯五世患有痛風？前面說過，人們到了 18 世紀才知道關節炎和尿酸有關，而查爾斯五世是 16 世紀的人。

答案是：科學家曾對他的一截小手指屍骨進行測試，分析發現這截小手指屍骨中含有尿酸晶體。

在章愷編著的《正說元朝十五帝》一書中有一段記載。元朝的第五位皇帝元世祖忽必烈（西元 1215 到 1294 年）是痛風病患者。他喪妻喪子後，深受打擊，於是「尋求安慰，他轉向酒和食物。過度飲酒，使他的健康成為問題……過於肥胖和痛風折磨，……在宮中去世。」正史中也有記載：忽必烈素有足疾（猜想是痛風大腳趾的蹠趾關節炎），晚年體弱多病，相臣常不得入見……可惜我們不能用科技方法檢查其骨頭裡是否有尿酸晶體，從而證實其痛風症。

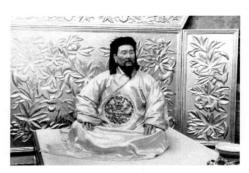

元世祖忽必烈

無論如何，現代人應該對尿酸和痛風有概念，尤其是近年來痛風的發病率有逐年增加甚至有年輕化的趨勢。以前少有所聞亞洲人患痛風。究其原因，是亞洲人的食物以含少量嘌呤的米飯蔬菜為主。由於飲食習慣的改變，含有蛋白質類

的食品如動物內臟、貝殼海鮮類的食用量倍增。這些食物含有尿酸的前體物質 —— 嘌呤，使血尿酸增加，從而使痛風繼糖尿病後成為一種流行疾病。

痛風最常見的症狀是突然間大腳趾關節劇痛，有時連腳踝、膝頭、手腕、肘關節等處也會疼痛。症狀會持續七到十天，就算不去醫治，疼痛也會逐漸消失，關節功能恢復正常，但是很可能復發。這樣反覆發作的痛風，會使關節受到永久損害，最終導致關節畸形。而痛風也會惡化。

治療痛風不但要用藥物緩解急性關節疼痛以及預防復發，而且還要降低高血尿酸，防止尿酸鹽沉積在腎臟、關節等處，引起併發症。

除此之外，還得注意保持良好的飲食習慣（食用低嘌呤、低脂肪食物），攝取充足水分，戒除菸酒；養成好的生活習慣，定時運動等；此外還要定期檢查身體，預防、提早發覺和治療糖尿病、肥胖、高血壓、高血脂等。

美國愛因斯坦醫學院的內科主任哈丁（John Hardin）教授在 2002 年說過：「痛風是百分之九十由基因遺傳、百分之十因生活方式造成的疾病。它不像天花是可以消滅的。直到我們能夠控制基因的那一天，痛風會和我們在一起。」目前大眾對痛風的了解不深，因此保健教育是有必要的。

元世祖患痛風？

# 皇帝的母子情結
## —— 明憲宗與萬貴妃

被逐出皇宮的廢太子朱見深，眾叛親離，
無人理睬，受人冷落。他悲慘的童年生活，
一直由這個年齡比他大十七歲的宮女萬貞兒陪伴
和服侍（其實是保護）。

這裡不談臨床醫學，談談心理學的問題。

在精神病學或心理學中有一種精神「病」的傾向，叫做戀母情結，是指孩子有一種依戀、愛戀母親的心理傾向。男孩子心理上以及行為方面會聽從和依戀媽媽，好像長不大似的。一般正常情形下，男孩在長大後，會抑制戀母情結，認同和自己同性別的父親。

戀母情結這個名詞是奧地利精神病學家佛洛伊德（SigmundFreud，西元 1856 到 1939 年），根據希臘神話故事主角伊底帕斯（Oedipus）的名字所創。伊底帕斯娶了另一國家的新寡王後伊俄卡斯特（Jocasta）為妻，生下兩男兩女。事後他

才知道這女人原來是他的生母！他懊悔不已，把自己的眼睛挖出，自我流放。生母也羞憤自盡。事實上，他並沒有戀母情結。

這個神話有點像蓮花色尼前生七種惡報的佛教故事。其中有和女兒一起嫁給了自己的兒子的亂倫故事！（參閱《玄奘西遊記》第十七講，錢文忠著）

佛洛伊德的「戀母情結」故事中，母子二人發生亂倫行為。個人認為使用這個名詞，會誤導別人。有人解釋這種戀母情結其實是一種情緒和行為，源自男性自小缺乏母愛，成年後內心仍懷有對母性關愛的強烈需求和極度依戀。雖然他仍然會追求異性，但這並非出自真正的愛戀。他只不過是出於對母性的渴望。他內心深處真愛的人，是自己的母親或是記憶中、印象中一個與母親最相似的女性。

戀母情結中的對象不單指生物學意義上有 DNA 血緣關係的親生父母，而是心理上的父母 —— 對象是那些年齡較長、有母性形象或行為表現的人。有戀母情結的男性，由於心理上過於依附母親，會顯得懦弱，無主見和自主意識，缺乏進取精神。也許他害怕失去這種「母愛」，所以時刻看著母親的臉色做事，渴望母親呵護。

所以，戀母情結應該屬於一種心理上、感情上的「母子」情結，而不是帶有性慾的畸形、亂倫行為。

人們往往把有年齡距離、女大於男的婚姻結合，冠以母子戀、姐弟戀的稱號，似乎個個年輕丈夫在心理上都有著愛依附年長女性的個性，認為這樣的夫婦不相配，是「極不尋常」的結合。至於二人之間是否有愛情，旁人很難說得準，恐怕只有二人自己才知道。難道真摯的「忘年」愛情是不能存在的嗎？

　　中國歷史上也出現過有這種戀母傾向的皇帝，比如明朝的皇帝憲宗朱見深（西元 1447 到 1487 年）與萬貴妃，熹宗朱由校（西元 1605 到 1627 年）與乳母客氏，以及清朝光緒皇帝（西元 1871 到 1908 年）和慈禧太后。他們之間有著複雜的「母子親情」關係。其實，他們的故事可以用來作心理學或精神病學甚至社會學的個案研究。

　　歷史上對這三位女性的評論多是負面的。我們不妨客觀去比較這三人的感情生活，分析和比較她們與皇帝之間的母子情結究竟是否有所差別。

　　要談明朝第八位皇帝憲宗朱見深與萬貴妃的感情，就得先從歷史上的土木堡戰役（西元 1449 年）說起。朱見深的父親是當時的皇帝英宗朱祁鎮（西元 1427 到 1464 年）。英宗御駕親征，迎戰來犯國土的蒙古軍，不幸在土木堡戰敗，被敵人俘虜。國不可一日無君，於是同父異母弟弟朱祁鈺（西元 1428 到 1457 年）臨危受命，當上皇帝，是為景泰帝代宗。他

想長久地占有皇位，廢去才五歲的姪兒朱見深的太子之位，讓自己的兒子朱見濟取而代之，為兒子日後承繼皇位鋪路。朱見深後來更被貶為沂王，被令遷出皇宮，一直到父親英宗被送還明朝，重登帝位。

祖母孫太后深知宮廷內的爭鬥危機四伏，恐怕這個嫡孫會遭遇毒手，於是在朱見深剛兩歲時就派了十九歲的萬宮女做他的「保母兼保鏢」。

史料記載，萬貴妃小名貞兒，本來是孫太后宮中的一名宮女，四歲就被選入宮中，從小到大都在宮中生活和成長。不過沒有記錄她是否讀過書、受過教育。萬貞兒長大後被選往東宮服侍朱見深。

我們有理由相信萬貞兒的前半生，是單純、純良、忠心、勤奮、有責任感、值得信任、能委以重任的。否則孫太后不會把孫兒朱見深這個寶貝皇太子託付給這名宮女。

被逐出皇宮的廢太子朱見深，眾叛親離，無人理睬，受人冷落。他悲慘的童年生活，一直由這個年齡比他大十七歲的宮女陪伴和服侍（其實是保護）。在朝不保夕的艱苦孤獨的日子裡，萬宮女一直在身邊守護著他，二人相依為命，患難與共。對朱見深來說，萬宮女就是他的母親、阿姨、姐姐、友伴，是可依靠信賴的人，也是他的精神支柱，於是對萬宮女有了深厚的、刻骨銘心的情感。

五年後的一場「奪門之變」，父親英宗重登帝位，朱見深搬回東宮，恢復太子地位，那時候他已經十歲了。

　　在以後的歲月中，這個單純善良的宮女竟然搖身一變，成為面目猙獰的惡毒婦人，則讓人始料不及了。

皇帝的母子情結——明憲宗與萬貴妃

# 再談萬貴妃

很可惜，萬貴妃前半生種種善行，
只因後半生的劣跡昭彰而被徹底一筆勾銷，
還落得個眾人唾罵的下場。

明朝第八位皇帝憲宗朱見深，在宮外過了五年廢太子的艱苦放逐生活。後來的一場「奪門之變」，其父英宗重登帝位，朱見深才搬回東宮，恢復太子地位，那時候他已經十歲了。

在接下來的日子裡，就產生了很大的變化。朱見深進入青少年期，身體開始有了生理變化，他對萬宮女這日夕相處的女子，也產生微妙的感情，二人之間有了不尋常的親密關係。

西元 1464 年，十八歲的朱見深因父皇英宗病逝，繼承了皇位，是為成化帝憲宗。

朱見深繼位後一年多（西元 1466 年），萬宮女為他生下一個兒子，跟著受封為貴妃。可惜孩子在第二年就夭折了。美人遲暮的萬貴妃此時已接近更年期，此後也難以懷孕。儘管如此，朱見深仍然對萬貴妃寵愛有加。

大概遭受喪子之痛打擊，萬貴
妃性情大變，出現心理變態，儼然變
成另外一個人。她已經不再是純潔
善良、忠心耿耿的萬貞兒。懼怕失去
至愛的人，加上強烈的占有慾，使萬
貴妃殘酷冷血，不擇手段，買通太
監給懷孕的妃嬪灌藥，導致「飲藥傷

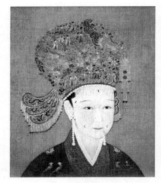

萬貴妃

墜者無數」。她要摧毀所有懷了皇上
龍種的女人。這種行為的動機，是出於嫉妒和怨恨的心理。
自己的親生兒子死了，她也不願意見到別的女人為皇上生孩
子，害怕皇上因而移情別戀。她行為卑劣，自私惡毒，令人
不齒。不過，個人不認同《明史》所云她懷有「母以子貴」的
夢想的說法。其實，一個女人要為自己心愛的人生孩子是很
正常的心理，不相信她懷孕是為了自己的權利及權力。

萬貴妃對朝政沒有多大的興趣，沒有積極參與和干預。
明朝歷代都有宦官、閹臣（太監）當道，憲宗朝也不例外。
這些人懂得攀附、利用萬貴妃的地位，狐假虎威，攪亂朝
政。她只是想占住心愛的人，這一心理造成她在宮內霸道。
萬貴妃從小在宮廷裡長大，推想是個受教育水準不高、沒有
遠見、不會深謀、缺乏智慧、處事手法不高明的女子。說她
是個懂得使用媚術或工於心計、有野心的女人，個人亦不
認同。

《明史》中記，「帝每遊幸，（萬）妃戎服前驅……」。每次皇帝出遊，萬貴妃總是穿著戎裝，騎著馬為前驅，或佩刀侍立左右，給朱見深一種新鮮感，有人認為這是萬氏得寵的關鍵。其實，她一直義無反顧地護衛著她的主人，以這樣的穿著打扮，執行「保鑣」侍衛工作，是不足為奇的。又何須說她刻意給主人以新鮮感來爭寵呢？

　　對於這兩人的結合，後人多以世俗的眼光以及封建思想準則來看待，認為這樣的年齡差距（十七年）極不尋常，是不相配、不可能的畸形、不倫之戀的結合。他們對萬貴妃充滿蔑視，認為「婦人以纖柔為主，萬氏身體肥胖，與纖弱相反，而獲異眷……」，如果她不是「心機甚重」，怎可能獲得皇上的寵愛？更令人捉摸不透、覺得稀罕的是，皇帝空有年輕貌美的皇后與眾多妃嬪，而他所鍾愛的人，卻是這個年紀比他大十七歲的萬貴妃！其實細心想想，就是那段患難與共、相濡以沫的日子，奠定了他倆相愛的基礎。

　　臺灣文史家莊練（蘇同炳）《中國歷史上最具特色的皇帝》一書裡說朱見深是在十多歲時被萬氏這個成熟女性「引誘」破身，失去童貞。書中對這個飛上枝頭做鳳凰的小女子，批評，蔑視，質疑他們的感情。本人對這種說法不敢苟同。為什麼不是在兩情相悅的情形下以身相許的結果！

　　真正的愛情，不會把貧富貴賤、門戶出身、美醜肥瘦、

年齡差距、學歷信仰、膚色種族等等視為結合的障礙，重要的是兩人是否真心相愛，其他的不算是問題。

明朝沈德符的《萬曆野獲編》記載，五十八歲萬貴妃「撻一宮婢，怒極氣咽，痰湧不復甦……暴亡」（西元 1487 年），推測她長期患有高血壓，在盛怒之下，引發急性心臟病，心臟衰竭，引起急性肺水腫（痰湧）而猝死。

憲宗深受打擊，輟朝七天，傷心欲絕，感嘆說：「萬侍長去了，我亦將去矣！」把她厚葬在十三陵區內，靠近定陵（萬曆帝陵寢）兩公里的地方，而不是在西郊妃嬪的葬地，可見憲宗對萬妃寵愛之深。這兩人之間有著很複雜的情感，是母子？姐弟？友伴？不過，真摯的愛情肯定是存在的。

這個忠心護主的卑微宮女，如何為她蓋棺定論呢？有人認為：「她不是十惡不赦的壞人……」，「卑劣、殘忍、惡毒不是她的本性」，「只是嫉妒徹底毀滅了她的一生，使她失去理智，令她專橫跋扈，不顧一切，毫無顧忌報復、攻擊威脅到她的人，掀起宮廷鬥爭。對她來說，為了照顧落難皇子，她付出了許多。她所接觸到的朱見深也許是她生命中第一個及唯一的男人。三十八年來，她一直無怨無悔陪伴著這個男人。愛有如眼裡容不下一粒沙，占有慾，嫉妒心，自私心，自卑感，缺乏自信，缺乏安全感，害怕失去……她把朱見深當作是屬於她的，是她生命中不可缺的人，她不能容忍任何

人把他搶走⋯⋯她害怕失去愛，也害怕皇上移情別戀。為了她的愛情，她必須付出代價」。

　　很可惜，萬貴妃前半生種種善行，只因後半生的劣跡昭彰而被徹底一筆勾銷，還落得個眾人唾罵的下場。連《明史》也對她沒有好評。

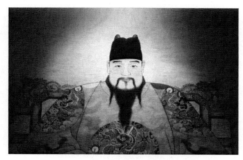
明憲宗朱見深

　　而明憲宗朱見深，史學家對他的定論還是正面的。《明史》說他「恢恢然有人君之度」。他性格安靜、謹慎、寬和、仁厚，信任大臣。他有感恩之心、不記仇恨、重情重義、忠於感情。

　　那麼他為什麼能夠縱容和容忍甚至寬恕萬貴妃這個毒如蛇蠍的妃子的行為呢？那就要重溫他們兩人的過去。朱見深幼年時被逐出東宮，在外頭孤獨地過著悲慘甚至殺機重重的日子，隨時隨地會喪命，令他感到恐懼。幸虧有萬宮女一直在身邊守護著他，不離不棄，患難與共，給予他安全感，溫

暖他的心。這些經歷，令他刻骨銘心。無可否認，他是真正喜歡這個比自己大十七歲的宮女的。他心存感恩，難以忘懷過去她曾經為他所作出的犧牲以及付出。所以終其一生，感情上他沒有移情別戀。像他這樣重情重義、忠於自己「感情」的人，世界上又有多少？

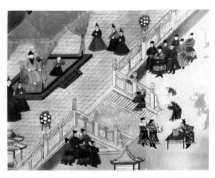

明代宮廷畫 明憲宗元宵行樂圖

儘管大臣們因為皇上沒有後嗣而焦急，上疏請皇帝「溥恩澤」，懇求皇帝多寵幸宮中其他的嬪妃，多生幾個龍子，可是他仍然專寵萬貴妃。

憲宗的感情觀是專一，忠於伴侶，重夫妻情分。有一段記載，說從小就陪侍他的都督同知馬良甚得寵信。當他得知馬良喪妻不久續絃，認為馬良「夫婦之情，何其薄也？」便疏遠了馬良。

其實我們不應對憲宗縱容和容忍萬貴妃而責備他軟弱無能、自卑，更應該看到他大度、仁慈、敦厚、包容的個性。

他登基後不久，一名叫黎淳的官員上奏要求追查當年被景泰帝放逐的事。他竟然批答：「景泰事已往，朕不介意」。連在冊立皇后時有過舞弊嫌疑和欺君之罪的太監牛玉，也只是被憲宗從輕發落，發配去明孝陵種菜。

憲宗還是一個注重孩子教育的父親。他的繼承人孝宗很小就「出閣講學」（皇太子接受正規教育），集天下英才，嚴厲督促其學習。

萬貴妃犯了那麼多的過錯（也不知他是否知情或過後知曉），憲宗還能對她容忍，所以史書說憲宗性格懦弱。不過我推測，是因憲宗對她的敬畏與深愛，既往不咎寬恕了她。

再談萬貴妃

# 皇帝的母子情結
## —— 明熹宗與乳母客氏

依賴成性的熹宗，對乳母牽腸掛肚，
難以捨離，思念成疾……

　　這裡要說的是明熹宗（西元 1605 到 1627 年）和乳母客氏的母子情結。

　　乳母就是奶媽，客氏姓客名叫印月，也叫巴巴。歷史上稱她為乳母客氏。她年幼時嫁入侯家為人妻，十八歲就做了母親。明熹宗朱由校出生後，就是由這個選入皇宮做奶媽的客氏來餵養，朱由校是吃她的乳汁長大的。對朱由校來說，她有哺養之恩，親如他親生母親，兩人的年齡差距十八歲左右。從心理上，朱由校從小就依戀她，甚至敬畏她如母。本來，按照那時皇室的規定，皇子在斷奶（五到六歲）之後，乳母必須離開宮廷。但自幼跟著奶媽長大的朱由校，對客氏十分依賴，不肯讓她離開自己。

　　客氏也和宮內的一名太監魏朝有私情，後來又「移情別

戀」，喜歡上太監魏忠賢。《明史·宦官列傳·魏忠賢》記載：「乳媼曰客氏，素私侍朝……，及忠賢入，又通焉。客氏遂薄朝而愛忠賢，兩人深相結……」後來兩人更設計把魏朝幹掉。

客氏「為老不尊」，教導長大的朱由校淫樂，餵他禁果。血氣方剛的皇上被她引誘，關係的確不尋常。客氏周旋在幾個男人之間，所以史料記載客氏淫亂，是有根據的。

《明史》記載：「帝大婚，御史畢佐周、劉蘭請遣客氏出外，大學士劉一燝亦言之。帝戀戀不忍舍，曰：皇后幼，賴媼保護……」意思是說：熹宗到了十七歲大婚，冊封了皇后。朝中大臣提醒皇上應該把客氏遣出宮外，但是熹宗藉口皇后還年幼，需要乳母保護，挽留客氏留在宮內。這樣他才能夠常常接近乳母。難怪有人推測皇帝大婚之前，他們已有更深一層的關係。不但如此，朱由校對客氏恩寵有加，當上皇帝後十天，就封她為奉聖夫人。

客氏在皇上大婚後還賴在內宮不走，引起了朝中大臣的強烈不滿，集體向皇上表態抗議。熹宗不得不下旨將客氏遣出皇宮。可是過了不久，依賴成性的熹宗，對乳母牽腸掛肚，難以捨離，思念成疾，他不顧眾人反對又將客氏接回皇宮。

這事記載在《明史》裡，道出了熹宗的依戀心理：「若失魂魄，不食者數日」。他對臣下說：「朕思客氏朝夕勤侍朕

躬，未離左右，自出宮去，午膳至晚通未進用。暮夜至曉臆泣，痛心不止，安歇勿寧，朕頭暈恍惚。以後還著時常進內奉侍，寬慰朕懷……。」

得勢的客氏，囂張狠毒，加上熹宗對她縱容，容忍她的所為，就著手在宮內排除異己。只要宮中有妃子冒犯她，就會換來悲慘的下場。客氏更容不下其他妃子懷胎。她害怕皇后、妃子如果替熹宗生下皇子，就母憑子貴，從而獲得熹宗的恩寵，恐怕自己會失寵於皇上。於是客氏設法殘害有孕的妃子，好多未來的皇子在胎中已遭她的毒手，連懷了孕的皇后也遭殃。不久，二十二歲的熹宗龍御歸天，客氏也沒有理由留下，被令遷出宮廷。客氏多行不義，惡有惡報。後來她被逮捕，解押到宮中處罰宮女的浣衣局，被活活笞死。

熹宗和乳母客氏的母子情結，也是研究心理學很好的個案和題材。

熹宗與乳母客氏之間是怎樣的母子情結？我們不妨拿前面講過的明憲宗與萬貴妃之間的母子情結來相比，可看出熹宗與乳母客氏之間欠缺純真情愛成分。熹宗對客氏的依戀是明顯的，但客氏呢？

將萬貴妃與客氏的出身、背景和性格進行比較，萬貴妃四歲入宮，在皇宮裡長大。十九歲時被指派服侍兩歲的太子（後來的明憲宗朱見深）。宮廷有規定，凡是宮廷內的宮女，

不得外出，且不能嫁人，所以萬氏一直是小姑獨處，而客氏是在十八歲生下兒子後，以奶媽身分進宮哺餵太子（後來的明熹宗）。

朱見深從小被逼遷出宮外，過著無人理睬、孤單寂寞的生活，只有純真的宮女萬氏陪伴他，患難與共。在日夕相對的二人世界裡，感情更深。長大了的朱見深，不但對萬氏存有感恩之心，亦產生男女間的愛戀，動了真情，年齡差距阻擋不了兩人的愛情，猜想兩人都是初戀。

至於客氏，她對熹宗是否有真的戀情，值得懷疑。客氏周旋在幾個男人之間，何來純情？有的只是肉慾關係。後來客氏更勾結魏忠賢從宮外引進十幾名「義女」供熹宗臨幸。是大度包容？實際上她另有目的，想和太監魏忠賢培養自己的勢力，從而鞏固在宮內的大權。她喜歡的是魏忠賢，他倆在歡飲時，朱由校從樹上跌下，「衣裳破裂，面部出血，客氏卻無動於衷，依舊和魏忠賢嬉談笑謔」，根本不把朱由校放在眼裡。

人是會變的。得勢後的萬貴妃和乳母客氏都露出了猙獰面目，變得邪惡，作惡多端，使無數無辜受害。萬貴妃為了她的愛情，為了擁有，下毒手剷除和皇帝親近的「對手」。而客氏之所以要排斥其他妃嬪，除了害怕失寵，也許是想顯露她的霸氣。

比較熹宗與乳母客氏的母子情結、憲宗與萬貴妃之間的純潔感情，憲宗對萬貴妃一往情深，至死不渝，前者則相形見絀了。

皇帝的母子情結──明熹宗與乳母客氏

# 皇帝的母子情結
## —— 光緒和慈禧太后

每當慈禧太后發怒，光緒帝就會「顫慄不能發語」「長跪不起」。
他自己的皇后人選都得由慈禧太后決定……

　　前面講過明朝憲宗朱見深和熹宗朱由校這兩位皇帝的戀母情結。這裡要談談清朝光緒皇帝（西元 1871 到 1908 年）和慈禧太后複雜的「母子親情」關係。

　　光緒皇帝的母親是慈禧太后的親妹妹，所以慈禧太后就是光緒帝的姨媽。慈禧太后生於西元 1835 年，比生於西元 1871年的光緒皇帝大了三十六歲。有異於明憲宗和萬貴妃、明熹宗和乳母客氏，但光緒帝和慈禧太后兩人之間卻存在更複雜的「母子親情」關係。由於這種關係，日後演出了一齣宮廷悲劇。

　　慈禧太后曾為親生兒子同治帝（西元 1856 到 1874 年）之死傷心欲絕。她還不到三十歲就喪夫，不到四十歲又喪子，寡母死兒子，可說是悲慘苦命！這堅強的女人，化悲哀為力

量，支撐大局，主持御前會議，確定嗣統，一改清朝遵從輩分的慣例，她沒有從下一輩皇族子弟挑選繼承人，而是從同輩的皇親中選出繼承大統的人。清朝歷史亦由此而改寫。歷史學家認為，慈禧太后之所以選中了當時還是三歲小童的光緒帝繼承既是堂兄又是表哥的同治皇帝的帝位，主要是基於政治上的考慮。

起初，慈禧太后這位姨媽對光緒帝的感情不深，隨著三歲的光緒帝被接入皇宮，離開自己親生母親，一段親子之情才開始。光緒帝得到慈禧太后無微不至的照顧，補償了他失去的母愛。而慈禧太后在失去愛子之餘，有一個稚童在身邊，流露真摯的童真，填補了她空虛的感情世界。她失去愛子同治帝，將她的母愛轉移到姪兒兼外甥光緒帝身上，儼然把他當作是自己的親兒子，還讓他稱呼自己為「親爸爸」！

光緒帝的幼年時光應該是美好的。他不僅得到呵護、悉心照料，慈禧太后還很注重他的教育。她召來狀元翁同龢、夏同善等人教導光緒帝讀書寫字。翁同龢思想開明，接觸過不少西方人士，了解很多外面世界的情況，對光緒帝有很大影響。教育的薰陶讓光緒帝明白為君之道，形成憂國憂民的思想。

光緒帝度過了十多年美好時光，在十六歲時開始親政。當時清朝正處於內憂外患、列強入侵的時期，光緒帝也踏上了陰暗的政治歷程，掀開了悲劇的序幕。

由於光緒帝從小到大都生活在一個處處被「嚴父」般的慈禧太后管束的環境下，無形中形成了懦弱、膽怯、毫無主見、只知孝順服從、看別人臉色行事的性格。光緒帝對慈禧太后有一種心理上的畏懼，每當慈禧太后發怒，光緒帝就會「顫慄不能發語」「長跪不起」。他自己的皇后人選都得由慈禧太后決定，後來親政大權被剝奪，支持

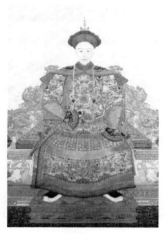
光緒皇帝

維新的政策被推翻，換來被慈禧太后囚禁瀛臺十年的下場。歷史上，光緒帝的確是一個悲劇人物。

　　由於光緒帝對慈禧有這種母子情結，他在心理上依附著有母親形象的慈禧太后，表現出懦弱、無主見和不敢做決定的性格。這種情結絲毫沒有肉慾成分。但作為一國之君，處處受控於慈禧太后，又有這樣的性格，如何號令天下，經世濟民？難怪後人批評他是奴才皇帝、傀儡皇帝。

　　對貶低光緒帝的這些評價，亦有人認為有欠公允。其實，他深知國家遭受列強欺凌，處於水深火熱的困境。他知道要勵精圖治，扭轉乾坤，要變法圖強，挽救國家。他在親政後翌年即西元 1888 年，就諭旨慈禧太后退隱萬壽山「怡情養性」，要她靠邊站！可是一向唯我獨尊的慈禧太后哪裡肯罷

休，讓光緒帝擺脫她的控制？

西元 1894 年的甲午戰爭，光緒帝主戰，慈禧太后則主和。光緒帝為籌備軍費，甚至停止修建頤和園工程，這激怒了慈禧太后，是兩人間衝突的開端。

後來光緒帝釋出變法詔書，起用人才，進行維新變法。甚至說：「太后若不給我事權，我願退讓此位，不甘做亡國之君。」說明了他以國家為重，置個人榮譽於度外。

可惜，西元 1898 年戊戌維新變法遭受一向唯我獨尊、認為是奪取她的權力的慈禧太后反攻。變法宣告失敗後，光緒帝被押面見慈禧太后，竟然被令下跪。雖然家有家規，國有國法。霸道的她卻不管家與國之別，竟以祖宗的家法懲治這一國之尊，還禁錮光緒帝於瀛臺，長達十年。

這樣的母子親情，之所以會反目成仇，是因為慈禧太后沒有了解這從三歲就跟著她的光緒帝已經成長了，成為一個有思想有血性、憂國憂民的君主，再也不是個唯命是從的小輩。也許她自怨親生兒子同治帝早死，讓他人坐上龍椅，心理極不平衡，加上光緒帝要爭取自己的個性獨立，

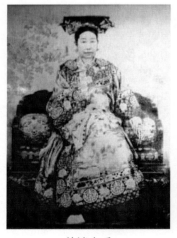

慈禧太后

她不免覺得一手扶植的姪兒要造反，不再聽命於她，產生了憤恨心理。可光緒帝還保留著對母親的敬畏、恐懼心理，懦弱而缺乏自主意識，決心不足，意志不堅定，導致變法一敗塗地，還讓很多人賠上了性命！

這讓我想起 17 世紀英國劇作家威廉·康格里夫（William Congreve）的名句：

Heaven has no rage, like love to hatred turned,

Nor hell a fury, like a woman scorned.

試翻譯為：

當由愛生恨時，它比天堂的憤怒還要凶猛，

當女人受到輕蔑時，滿腔的怒火比地獄之火更為熾烈。

用這名句來形容慈禧太后的心態，最恰當不過。

皇帝的母子情結—光緒和慈禧太后

# 張居正死於縱慾過度？死於痔瘡或大腸癌？

我也懷疑，張居正患病多時，
難道還有心情去吃催情藥，尋歡作樂！
「四閱月不癒」，說明張居正病了很久，
猜想拖了幾個月甚至一兩年。
可能他不是患了痔瘡那麼簡單，
懷疑他有更嚴重的肛腸病如惡性腫瘤（癌症）。

　　近代思想家、文學家、學者梁啟超先生（西元 1873 到 1929 年）曾點評：「明代有種種特點，政治家只有一張居正！」明朝（西元 1368 到 1644 年）長達兩百七十六年，能人輩出，名臣、首輔有一百六十多人。但是在梁啟超心中，政治家只有一個張居正（西元 1525 到 1582 年），給予他高度評價，不是沒有原因的。他到底有什麼過人的地方，能讓梁啟超如此稱頌？

　　明朝出了好幾位多年不上朝、不理朝政的皇帝，出了名

的有嘉靖皇帝朱厚熜（西元 1507 到 1566 年）和他的孫子萬
曆皇帝朱翊鈞（西元 1563 到 1620 年）。可是明朝依然存續了
兩百七十六年，才被清朝取代。明朝猶如一個無人駕馭的王
朝，但因為有能治國的大臣和首輔等官員把持朝政，這些皇
帝就抱著無為而治的態度，安心讓日子天天如是而過。萬曆
皇帝在萬曆十五年（西元 1587 年）的殿試中所出的考題就是
「無為而治」！

　　張居正就是萬曆年間的政治家。他出身寒微，天資聰
敏，勤奮好學，有抱負，有理想和信念，一心報效國家。張
居正也是萬曆帝的老師，孜孜不倦地教導還未成年、當時
還是太子的朱翊鈞。張居正對這個未來皇帝寄予厚望，希望
他成為千古明君。朱翊鈞也對張居正畢恭畢敬，尊稱他「先
生」。張居正當了十年的首輔，輔助十歲登基的萬曆帝處理朝
政。張居正雖然不是皇帝，實際上卻是有實無名的君王。張
居正肩負國家重任，勤奮工作，「以天下為己任，不畏譏彈，
勇於擔當」，「苟利社稷，生死以之」。萬歷朝的大儒李贄稱張
居正為「宰相之傑」；清代人說：「明只一相，張居正是也。」

　　在張居正擔任首輔的十年間，明朝正處於多事之秋，內
憂外患，整個封建制度開始走向沒落。是他推行萬曆新政，
實行政治整頓和改革，力圖振興頹勢，讓經濟得以恢復，使
衰敗的明王朝一度恢復生機，出現短暫的中興，所以有人稱
他為「救時宰相」。

張居正也是個有爭議的人物，很多史學家對他的評價毀譽參半，褒貶不一，認為他把「偉大與渺小、無情與重義、拒賄與好諂」集於一身。他徇私，善於權謀，獨斷專行，待人不善，搞兩面派，陷害他人，表裡不一，生活奢侈……。我以為，後世的歷史學者對他的功過應重新審視、重新定位。

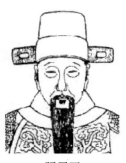

張居正

張居正死後不到兩年就被人彈劾。時年二十一歲的萬曆帝竟然立即剝奪他在張居正死前九天所封賜的「太師」稱號，撤銷「文忠」諡號，而且抄了他的家。可憐被困在張府內的老弱婦孺，有十餘人口被活活餓死在府內，長子張敬修也含恨自縊身亡，次子張嗣修被流放。萬曆帝對待一手扶持自己的恩師，竟然忘恩負義，恩將仇報！這種失去理性的行為，有人認為是因為萬曆帝長久處於張居正的嚴厲管教約束之下，又感覺到威權受到威脅，而表現出的一種反叛心理。張居正居功至偉，萬曆帝是很清楚的，而且萬曆帝也表達過感恩之情。《明神宗實錄》（神宗即萬曆帝）中有記錄，萬曆說：「先生大功，朕說不盡，只看顧先生的子孫……。」萬曆帝後來毫無情義的行為，有人認為匪夷所思。

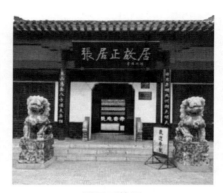

張居正故居

　　不過，公道自在人心。接下來發生的事情，大概也是史無前例的。家破人亡的張居正，竟然使當年要推倒他的反對派，拋開恩怨，義無反顧為他鳴冤。其中有曾被張居正打壓、貶職、罷官的人如趙錦，翰林院侍講學士於慎行等，他們上書為張居正求情。因得罪張居正而引退的工部右侍郎陸光祖，復官後出任吏部侍郎，卻因維護張居正又再被降職。因政見不同被張居正處以廷杖八十、被打殘一條腿的都御史鄒元標，不念舊惡，拖著一條殘腿為張居正昭雪而奔走呼號，稱讚張居正「功在社稷，過在身家」。

　　所幸，張居正死後不到四十年，恥辱得以昭雪。清朝崇禎年間，張居正獲得平反，恢復諡號，子孫亦獲襲職。張居正的故居被改為「張文忠公祠」，讓後人瞻仰。《明史》盛讚張居正為政期間「海內殷阜，紀綱法度莫不修明。功在社稷，日久論定，人益追思……」張居正泉下有知，亦可瞑目了。

# 張居正的死因

　　有關張居正的死，正史的記載相當簡單。在《神宗本紀》只用了一個「卒」字。而在《張居正傳》裡則說：「亡何，居正病。帝頻頒敕諭問疾，大出金帛為醫藥資。四閱月不癒，百官並齋醮為祈禱……」至於是什麼病，沒有說清楚；萬曆皇帝經常詢問病情，並出重金為他治病；百官也為他祈福。

　　不知道野史中的說法的可信度如何。傳說張居正有姬妾四十餘位，大吃春藥，一直熱氣向上或向下發散，有人認為他是死於縱慾過度。甚至說張居正死時「皮膚燥裂，如炙魚然」，是縱慾而亡的症狀。和張居正有芥蒂的明代文史學家王世貞（西元 1526 到 1590 年），在他留下的《嘉靖以來首輔傳·張居正傳》中，煞有介事地對這位死去的「同年進士」進行了道德上的揭露和詆毀，甚至歹毒攻擊。據他說，「則日餌房中藥，發強陽而燥，則又飲寒劑洩之，其下成痔。而脾胃不能進食……」這些記載，是否客觀甚至有抹黑之嫌？也有說抗倭名將戚繼光進獻張居正「海狗腎」和美女，導致痔瘡。而有了痔瘡，是否會影響脾胃，不能進食？

　　現代醫學沒有吃春藥或催情藥導致痔瘡的理論。我也懷疑，張居正患病多時，難道還有心情去吃催情藥，尋歡作樂！

　　那麼究竟張居正又是死於什麼病呢？

　　南京大學酈教授的演講說到張居正的死，說是死於痔瘡。對此，我有不同的看法。

　　其實，《明史》等正史以及張居正自己的文集裡都清楚地交代了病因。張居正認為自己患上痔瘡。他在疏文中提到患病的緣由：「臣自入夏以來，因體弱過勞，內傷氣血，外冒盛暑，以致積熱伏於腸胃，流為下部熱症。又多服涼藥，反令脾胃受傷，飲食減少，四肢無力，立秋以後，轉更增劇……」張居正的《答上師相徐存齋三十四》中也說：「賤恙實痔也，一向不以痔治之，蹉跎至今。近得貴府醫官趙裕治之，果拔其根。但衰老之人，痔根雖去，元氣大損，脾胃虛弱，不能飲食，幾於不起。日來漸次平復，今秋定為乞骸計矣。」（乞骸意謂退休，告老還鄉。）

　　張居正所說的「醫官趙裕治之，果拔其根」，猜想是某種手術。至於是否用過手術刀，或是把痔瘡徹底切除，則不得而知，也不知道是否有感染併發症。「脾胃」是傳統醫學上的名稱，泛指人體的消化系統。脾胃受損，說明張居正感到不適的地方是消化系統。其症狀有便血、腹瀉、便祕、噁心、嘔吐、腹脹痛、排便不規律、食慾不振等等，可惜沒有詳細紀錄可供參考。

　　張居正在最後兩三年（西元 1580 到 1582 年）近乎瘋狂地工作，想貫徹實行他的政策，使國庫盈餘，糧倉充足。可是

他的健康狀況卻每況愈下。大概他知道自己的病勢惡化,感到時日無多,要與時間賽跑爭朝夕!他說的「體弱過勞」,是承認自己工作過度,以致身心交瘁,身體日趨衰弱;「蹉跎至今」是有病沒有及時醫治,讓病患拖延下去。他上書要求告老退休,一直不獲萬曆帝批准。萬曆九年(西元 1581 年)七月(死前的十一個月)張居正病倒,甚至一連幾天不能到內閣辦公。去世前的十多天,張居正再次上疏乞休,話說得很透澈,也很哀傷:「今日精力已竭,強留於此,不過行屍走肉耳,將焉用之!」萬曆帝仍不批准。萬曆十年(西元 1582 年)六月,張居正油盡燈枯,撒手塵世,終年五十七歲。

讀過有關張居正的一些數據,他的死因可能有兩個:(一)因痔瘡治療失誤,引起併發症;(二)惡性腫瘤 —— 癌症。

在現代醫學看來,痔瘡不是一種致命的病患,切除痔瘡術的成功率近百分之百,除非手術後出現如感染等等嚴重併發症。

四百多年前沒有無菌外科手術或是消毒設施,抗生素還沒有問世,手術後出現細菌感染是不足為奇的。痔瘡切除後引起細菌感染,會導致門靜脈膿毒(血)症或敗血症。這些急性併發症,會使人在一兩星期內喪命。

西元 1950 到 1960 年代,曾見過一些痔瘡患者死於治療

後併發症的案例。有些痔瘡患者向「包醫痔漏」的醫師求治，醫師用一些祕方或家傳藥方，把帶有腐蝕性的藥物敷在患處，引起組織壞死，這樣容易感染，會讓患者死於敗血症。不知道「果拔其根」的醫師，是用手術刀，還是用腐蝕性藥物，這都有可能導致感染併發症。所以，張居正死於「手術」併發症的可能性，難以排除。

前面提到《張居正傳》裡說「四閱月不癒」，說明張居正病了很久，猜想拖了幾個月甚至一兩年。可能他不是患了痔瘡那麼簡單，懷疑他有更嚴重的肛腸病如惡性腫瘤（癌症）。

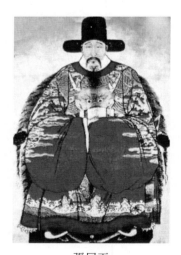

張居正

可惜文獻所提供的數據不足，只能推測張居正可能患上大腸癌，甚至有了轉移性或擴散性的癌症。

現代社會，越來越多人被診出患上結腸或直腸癌（一般統稱大腸癌）。而大腸癌是新加坡頭號癌症，值得在這裡談談大腸癌，讓大家對這種癌症多點了解。

　　新加坡每年新診出的大腸癌病人有一千多例。它的發病率、死亡率均排在所有癌症的前幾位。在新加坡，男性結腸或直腸癌的發病率排在第一，女性則排第二。患病人數在過去四十年中有增無減。雖然癌症患者多是五十歲以上的人，但是五十歲以下的患者也不少，且有年輕化的趨勢。

　　百分之六十的大腸癌長在距離肛門六到十公分的地方。約有三分之一的大腸癌是直腸癌。由於早期無明顯症狀，加上直腸癌和痔瘡的臨床表現有很多相似之處，如便血、大便次數改變，排便有不完整的感覺等等，有些則有腹痛、腹脹的感覺，腹部能摸到硬塊。那些流血過多的患者會有貧血、感到疲勞、氣喘等症狀，腸癌患者後期體重會降低。

　　大腸癌和痔瘡的表面症狀確實有些相似之處，所以不易被人發現。大腸癌開始時沒有症狀，而且演變慢。有報告指出，有百分之八十直腸癌被誤診為痔瘡而耽誤病情。待確診為癌症，為時已晚。常言道，「十人九痔」，大多數人不會因出現便血的病狀而立即尋醫，故而讓病情拖延。

　　雖然痔瘡患者會有大便出血的症狀，但是有大便出血的症狀不一定是痔瘡。以前，醫學上以為痔瘡和大腸癌是兩種

不相干的疾病。而從臨床經驗看，大腸癌患者亦可能同時患有痔瘡，痔瘡患者也可能患有大腸癌！

隨著醫學的進步以及科技的發展，目前有更多精確診斷的方法。以前用鋇灌腸來檢查腫瘤，這種診斷法在腫瘤相當大時才容易被發現。現在最有效的方法是做結腸內窺鏡檢驗，可以透過螢幕直接看到大、小腫瘤。如果發現有大腸息肉，醫生可以同時把它切除，送去做病理化驗，看看細胞組織裡有沒有癌細胞存在。大腸息肉如果不切除，可能在三數年內演變成惡性癌腫。使用斷層電腦掃描（CT scan）結腸檢查是診斷的另外一個方法，可以檢查出大於一公分的腫瘤。不過 CT 有輻射性，很多人不大願意接受檢查，而且就算發現了息肉，還是需要做結腸內窺鏡來切除。

有了大腸內窺鏡檢查，讓五十歲以上的人接受各種篩查法如糞便隱血檢查等等，很多大腸癌會被及早發現、及早治療，療效也好。

可惜明代的醫學水準不可能像今天這樣發達，如果用現代的診斷法，不難診出張居正真正的病因。究竟張居正是死於手術併發症，還是死於肛腸癌，仍是懸案！

# 萬曆帝被酒所害（一）

> 到了萬曆二十年（西元 1592 年），萬曆帝已經喝了十二年的酒，
> 而且是個常常喝醉酒、發酒瘋的人。

說過了明朝首輔張居正，就會聯想到他的學生，也是他的老闆、頂頭上司、主子明神宗萬曆皇帝朱翊鈞。

到北京十三陵參觀的人一定會去定陵。定陵的墓主就是這位明朝第十三位皇帝明神宗萬曆帝朱翊鈞。定陵是西元 1956 年發掘的。

萬曆帝當了四十八年的皇帝，是明朝在位時間最長的君主，打破了他的爺爺明世宗嘉靖帝朱厚熜在位四十五年的紀錄。

萬曆帝死後二十四年，明朝就被清朝滅亡。很多人把亡國恨歸咎於萬曆帝。史學家孟森在他的《明清史講義》裡評價萬曆帝：「怠於臨朝，勇於斂財，不郊不廟不朝者三十年，與外廷隔絕⋯⋯」，使大好江山被清軍占據，改朝換代。《明

史‧神宗本紀》記載：「故論考謂：明之亡實亡於神宗……。」
連清高宗乾隆帝的明長陵神功聖德碑的碑文中也說，「明之亡
非亡於流寇，而亡於神宗之荒唐……」。

這位備受爭議的君主，史學家對他的評價貶多於褒。後
世人說他是好色、貪財、怠政、不上朝……

在萬曆十四年（西元 1586 年）十月，禮部主事盧洪春曾
奏稱，說萬曆帝「日夜縱飲作樂」。萬曆十七年（西元 1589
年）大理寺左評事雒（ㄌㄨㄛˋ）於仁曾上疏批評萬曆帝縱情
於酒、色、財、氣，並獻上「四箴」，「皇上之恙，病在酒色
財氣也。夫縱酒則潰胃，好色則耗精，貪財則亂神，尚氣則
損肝。」舊時以「酒色財氣」為人生四戒，雒於仁上疏參奏，
批評萬曆帝縱情於酒色財氣！

在這裡我們談談萬曆帝嗜酒之害，探討一下萬曆帝的酗
酒問題。

萬曆帝在生母慈聖皇太后李氏和首輔張居正的嚴加管教
下成長，應該受到了非常良好的教育。但是，青少年的朱翊
鈞是不是真的是個很乖的孩子？是否有乖僻行為？是否等到
張居正死後才性情大變？

其實，萬曆帝很早就開始嗜酒，那時張居正還在世。早
在萬曆八年（西元 1580 年），十七歲的萬曆帝在宮中喝醉了
酒，要兩個小內侍唱歌。可是他們不會唱，因此激怒了萬曆

帝，認為他們抗旨，於是拿劍說要砍下他們的頭顱。在左右勸解下，才割髮代首，算是「斬首」了事。事後太后知道了此事，萬曆帝被罰跪並磕頭認錯。張居正還替萬曆帝寫了一篇《罪己詔》，至高無上的皇帝要向全國人民釋出他寫下的檢討悔過書，多麼丟人！

也有記載，萬曆帝曾在太監引導下喝醉酒，受到慫恿，杖責太監馮保的兩名義子，差點被親生母親慈聖皇太后李氏廢掉帝位。

御史馮從吾在萬曆二十年（西元 1592 年）正月奏疏說：「陛下每夕必飲，每飲必醉，每醉必怒。左右一言稍違，輒斃杖下，外廷無不知者。天下後世，其可欺乎！」他每晚必喝酒，每喝酒必喝醉，每次喝醉必發怒，是一種經常性酒後失態狀況。而且講話違背心意，思維混亂，語無倫次。萬曆帝有過酒後打死人的紀錄，外廷無不知曉。

從這裡可知，從萬曆八年（西元 1580 年）算起，到了萬曆二十年（西元 1592 年），萬曆帝已經喝了十二年的酒，而且是個常常喝醉酒、發酒瘋的人。

從歷史記載看，萬曆帝的一些行為的確是一個酗酒者的臨床表現，而且大大影響到他的健康。早在萬曆十一年（西元 1583 年），時年二十歲的他，就第一次推說有病不上朝，說自己「偶染風寒，尚需靜攝」。他常年稱病不上朝聽政，

大概不是因為懶惰。萬曆十四年（西元 1586 年），他傳諭內閣，說他頭暈目眩，暫免朝講郊廟祭祀。他常常「頭暈眼黑，力乏不興……」，「因心肝二經之火，時常舉發，致使頭暈目眩，胸膈脹滿」，「腰痛腳軟，行立不便」，這都是宿醉的表現。

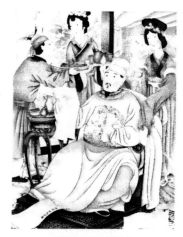

萬曆帝沉迷酒色

萬曆十七年（西元 1589 年），萬曆帝下了口諭，「奏對次數太多，不耐勞劇」，表示對朝政的厭倦。

萬曆帝對朝政沒有興趣，不理朝政，閣臣入宮三個月，也未能瞻睹天顏。後來的首輔王家屏奏說：「統計臣一歲間，僅兩觀天顏而已……」萬曆帝還自辯：「如果朕病痊癒了，難道不願意上朝視事。」

但也有一次例外。萬曆二十七年（西元 1599 年）三月，

時年三十六歲的萬曆帝，破例出現在午門城樓，接見徵倭總兵麻貴率軍凱旋。當時他的精神狀況如何，則不得而知。

　　推想不是萬曆帝萬事不理，而是他酒精中毒太深，神志迷糊時多，清醒時少。

萬曆帝被酒所害（一）

# 萬曆帝被酒所害（二）

> 個人認為，隨著萬曆帝酒精中毒日漸加深，
> 他雖然有心勤政但難以勤政，已經力不從心了。

萬曆帝開始親政以後，精神煥發，勵精圖治，的確曾有一番作為。萬曆十三年（西元 1585 年），因為旱災，萬曆帝曾步行去天壇祭天祈雨，讓京師的臣民親眼看見這位年輕萬歲爺的天顏。親政之後的短短幾年中，萬曆帝曾四次外出祭祀祖陵，不辭辛苦。因此，當時許多人對這位年輕的皇帝寄予厚望。（夏維中《品明朝：朱元璋的子孫與明亡清興往事》）《中國通史》中有對朱翊鈞的評價：「明神宗在位四十八年，前十年奮發圖強，中間十年由勤變懶，最後近三十年『萬事不理』。他的主要特徵，是貪酒、貪色、貪財而又貪權⋯⋯」

個人認為，隨著萬曆帝酒精中毒日漸加深，他雖然有心勤政但難以勤政，已經力不從心了。而萬曆帝以多病調攝為名，很少上朝，也不召見大臣。奏疏雖然仍由萬曆帝親覽，

卻往往「留中」，不作處理（見范文瀾、蔡美彪等著《中國通史》第八卷）。而萬曆帝怠政竟然長達三十多年！難怪臺灣歷史學家高陽（西元 1926 到 1992 年）斷言，萬曆帝是中國歷史上最懶的皇帝。

我們不知道萬曆帝愛上杯中物的原因。也許只不過是如一般不長進的紈褲子弟的放蕩行為，也可能是因為是心理問題，如管教過嚴，心理壓抑，苦悶煩惱。萬曆元年（西元 1572 年）和三年（西元 1575 年），萬曆帝上朝，竟然有過百朝臣不至，一次一百七十三人，另一次兩百八十三人，而且有一次萬曆帝還是在凜冽的寒冬早早到達皇極門。此事令他大為震怒，並感到挫敗和不被尊重。也許是這種種不快，讓他借酒消愁，來個「呼兒將出換美酒，與爾同銷萬古愁」，「但願長醉不復醒」！

萬曆帝嗜酒亦可能是當時的社會風氣使然。明朝末年，社會好酒成風。清初的學者張履祥記載，明代晚期，朝廷上下有好酒之習：「朝廷不榷酒酤，民得自造。又無群飲之禁，至於今日，流濫已極。……飲者率數升，能者無量。……飲酒或終日夜。朝野上下，恆舞酣歌。」意思是說，明代後期對於酒不實行專賣制度，民間可以自己製造酒，又不禁止群飲，飲酒成風。喝酒少的能喝幾升，多的則無限量，日夜不止，朝野上下都是如此。萬曆帝的好酒，不過是展現這種飲酒之風罷了。

## 酗酒的問題

　　醫學界有人將酗酒定義為：一次喝五瓶或五瓶以上啤酒，或者血液中的酒精含量達到或高於 0.08g/dL。酗酒通常有兩類：酒精濫用及酒精依賴。一般而言，如果一個人過度飲酒而無法自我節制，就會導致認知上、行為上、身體上、社會功能或人際關係上的障礙或損傷。酗酒者明知喝酒無益，仍然放縱，明知故犯，無法克制自己，就已經到了「酒精濫用」的地步。如果進一步惡化，把飲酒看成比任何其他事都重要，必須花許多時間或精力去喝酒（或戒酒），或必須喝酒才感到舒服（心理依賴），或必須增加酒精攝取量才能達到預期效果（耐受性），或產生酒精戒斷症候群，就已經達到「酒精依賴」的程度了。

　　酒精濫用的人還多少有些自制能力，希望控制飲酒量，而真正酗酒 —— 酒精依賴的人就不同了。

## 酒精濫用常見的臨床表現

　　酗酒的人，起先會走路不穩，再而會說話不清，接著會出現幻覺，最後會思維混亂，失去知覺。

　　飲酒會導致疏忽，或忽略在家庭、工作場所等地所應負的責任，因宿醉而造成工作表現差，無精打采，對事情失去

熱誠與興趣，漠不關心，記憶力減退，會疲勞、頭眩、缺勤、嗜睡、曠課、失約……為了解悶，消除煩惱和空虛，減輕壓力，又透過飲酒來逃避問題。

酗酒對社會具有極大危害，而人際交往的後果也相當嚴重，例如會出現暴力、虐待兒童、行為失檢、婚姻不和、離異、非禮、傷人等等。長期的酒精濫用會嚴重影響身體健康，如肝臟硬化、胰腺炎、癲癇、神經炎、痴呆、營養不良、心臟病、性機能障礙等等。更甚的會影響腦部功能，引起精神病，如喪失認知能力，判斷能力失誤，會混淆、焦慮、驚慌、憂鬱等等。

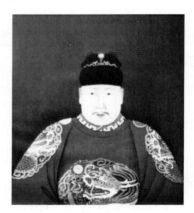

萬曆帝

綜觀以上，雖然有人認為萬曆帝因為長久處於張居正的嚴厲管教約束之下並感覺到威權受到威脅而出現反叛心理，但是，從另外一個角度看，萬曆帝的行為表現無疑是個酗酒

者。我們想想，當萬曆帝接到彈劾他的恩師、首輔張居正的奏章時，他的精神狀況是否良好？是否能頭腦清醒、思維清晰地分析大局？也許萬曆帝是在迷糊狀態下接受彈劾奏章，又聽到群臣在他面前喧譁吵嚷，不勝其煩，輕易下詔追奪張居正的封號和諡號，查抄張家，害得張居正家破人亡，禍延萬千門生、鄉人、故舊等等。而群臣是否以皇上名義，趁此借刀殺人，則有待查究！

身為王朝或國家領導，需要有清醒頭腦來處理大事，作出正確的決策。

所以，「明之亡非亡於流寇，而亡於神宗之荒唐」，更可以說：「明之亡非亡於流寇，而亡於神宗之酒害」。萬曆帝是難辭其咎的。

萬曆帝被酒所害（二）

# 萬曆帝的愛情

有人評價過萬曆帝與鄭貴妃之間的愛情：
「當一個男人在一個女人四十多歲年老色衰之後還
能夠拒絕後宮三千佳麗的誘惑，
原因只有一個：他愛這個女人！」

萬曆帝真正愛過的女人是鄭貴妃（西元 1565 到 1630
年）。她和萬曆帝一樣，都背負著千古罵名。

鄭貴妃是從「九嬪」中脫穎而出、被萬曆帝愛上的嬪妃。
她在萬曆十一年（西元 1583 年）被冊封為德妃。

關於鄭貴妃「相貌妖豔，陰狠毒辣」，「禍國殃民的妖
孽」，「專權和嫉妒」，「覬覦皇后寶座」，「嗜權如命，野心勃
勃，不擇手段，詭計多端」等描述很多。總而言之，都是極
盡輕蔑、惡毒的詞句。明朝名士夏允彝也把萬曆帝怠於朝政
的原因歸於寵幸鄭貴妃。有人還說鄭貴妃「智商水準……到
市場罵個街而已」。史家幾乎異口同聲貶抑她。不知道寫史
的人，有沒有客觀地分析，或只是根據幾篇有偏見偏差的史

料，人云亦云，人罵亦罵。

很多人把王朝腐敗沒落、國家滅亡責任推在女性身上，例如夏桀的妹喜、商紂王的妲己、周幽王的褒姒、唐明皇的楊貴妃、明代的乳母客氏及清朝慈禧太后等等，認為她們是亡國之禍水。因為在古代以男性為中心的社會，毫無社會地位的女人往往是替罪羔羊！在古代生而為女人，實在是大大的不幸！

不過還有人形容鄭貴妃有閉月羞花之貌，「長得乖巧玲瓏」，「聰明機警、喜歡讀書、通曉詩文」等，為她講些正面的公道話！

如果鄭貴妃不是走進深宮，而是生在平常百姓家，和一個愛她的男人長相廝守，她也許會是個幸福快樂的女人。男女兩情相悅，朝朝暮暮，地久天長，應該是最美好最圓滿的愛情大結局！

如果萬曆帝沒有臨幸王宮女，如果鄭貴妃被選入宮後，不負所望，為萬曆帝搶先生下第一個皇子，完成神聖任務，她也許能順理成章成為皇貴妃，跟著登上皇后寶座，母儀天下，他倆的命運恐怕又會不同了。可惜，歷史是沒有如果的。

然而，萬曆帝所愛的這女人，竟然如此不幸，不能見容於萬曆帝的臣子們。他們認為鄭貴妃不應該是萬曆帝寵愛的

女子。臣子們有他們世俗的眼光，有他們的衡量標準，而且臣子們不願看到萬曆帝被一個女人「勾引」而誤國誤民……

偏偏萬曆帝就愛上了這個善解人意、與自己心靈相通、可當精神支柱的紅顏知己。大膽無禮的臣子雒于仁竟然犯顏上奏，以近乎責備的語言直指他「溺鄭妃，靡言不聽……此其病在戀色也……」。接著又以《色箴》告誡他「豔彼妖姬，寢興在側，啟寵納侮，爭妍誤國。成湯不邇，享有遐壽。進藥陛下，內嬖勿厚。」「以皇上妃嬪在側，開寵端而招致侮慢……，宜思戒之在色也。溺愛鄭氏，其病在戀色者也。」

事後萬曆帝在毓德宮召見首輔申時行等人，「自辨甚悉」。他對內閣大學士們說：「說朕好色，偏寵貴妃鄭氏。朕只因鄭氏勤勞，朕每至一宮，她必相隨。朝夕間她獨小心侍奉，委的勤勞，何曾有偏？」在處理這件事情時，他顯得相當平靜，毫不諱言說出他寵愛鄭貴妃的原因。他有愛人的自由，但寫史的則批評萬曆帝是「昏庸和偏愛」。

有人評價過萬曆帝與鄭貴妃之間的愛情：「當一個男人在一個女人四十多歲年老色衰之後還能夠拒絕後宮三千佳麗的誘惑，原因只有一個：他愛這個女人！」按照中國封建禮教對婦女的要求，她確實不是什麼好女人，更不要說是個好妃子了。但是，她才是萬曆帝真正愛和真正理解萬曆帝的女人。說萬曆帝好色，這個說法很難成立。

　　撇開萬曆帝死後鄭貴妃的所作所為不說，她的確是一個不稱職的老婆，沒有成為成功男人後面的賢內助，沒有在背後支持萬曆帝，要他戒酒和戒除其他惡習，讓他成為一代明君，遺澤百世！

　　萬曆帝對他最愛的女人至死不渝，在他生命的最後一刻，還念念不忘他未了的心事。他要給予她名分，遺命封鄭氏為皇后，要在她死後把她葬於定陵玄宮，生也同衾，死也同穴。三百多年後，當定陵玄宮開啟，人們發現棺床上沒有鄭貴妃的遺骸。後殿並列的三口硃紅色棺槨，中間是萬曆皇帝，左邊是孝端皇后王氏，右邊是孝靖皇后王宮女，也就是太子朱常洛（後來的光宗）的生母。這一切皆因大臣們認為萬曆帝的遺詔「有悖典禮」，沒有遵旨執行。

　　明朝有過兩個貴妃，憲宗朱見深的萬貴妃和萬曆帝的鄭貴妃，都是深受皇帝恩寵的女人，且和皇上相愛不渝。萬貴妃先明憲宗而死，有憲宗為她哀悼，輟朝七天，還傷心欲絕感嘆說：「萬侍長去了，我亦將去矣！」幾個月後憲宗亦隨她而去。而鄭貴妃在萬曆帝死後，再沒有人呵護。她遷出乾清宮，過了十年悽苦鬱悶與世隔絕的生活，含恨而死。兩妃死後都未能葬在相愛的男人身邊，長相伴隨。萬貴妃雖然不能和憲宗同穴，至少她還是被葬在十三陵區內，而不在西郊妃嬪的葬地。而鄭貴妃一直孤零零地長眠在銀泉山下的一座孤墳裡，誰去理睬？

問世間，情為何物？九五之尊的皇帝，要風得風，隨心所欲，死後還不能和至愛的女人「在地願為連理枝」，未能如願以償，實在是悲哀！

萬曆帝的愛情

# 萬曆帝的病（一）

他是恩將仇報的人嗎？
萬曆帝對張首輔的感情，
是遠遠深過對王皇后的！

　　學醫的人，當讀到萬曆帝的歷史，總免不了想知道他究竟有過什麼病，是怎樣死去的。其實，萬曆帝的健康狀況是值得研究的。

　　可以說，萬曆帝一生多病，百病纏身。他的病包括心理上的以及身體上或官能的。

## 萬曆帝的心理障礙病

　　讀過一篇部落格文章，是知名媒體評論員、文史學者趙炎的《誰是史上最可愛的皇帝？》，裡面有對萬曆帝精闢的見解。如果要評選史上最可愛的皇帝，他「願投明朝萬曆皇帝一票！」

　　趙炎認為很多對萬曆帝的評價「顯然是不中肯的」。他列舉萬曆帝幾個特點：敬畏師長、優柔寡斷、脾氣不壞、好好先生、情有獨鍾，堪稱模範丈夫……

　　明朝的言官們，到了萬曆帝親政的時期，傲慢囂張，肆無忌憚，竟然有人把萬曆皇帝比做紂王、幽王、東昏侯，是古往今來第一暴君！

　　歷史上，一直以來都有大臣向帝王諫諍的事例。而在萬曆年間，朝中大臣們「爭相暴風驟雨般地抨擊皇帝，言辭之激烈，態度之強硬，在整箇中國歷史上是前所未有的。而在古代社會中也是空前且絕後的」。而萬曆帝表現出他「優柔寡斷、脾氣不壞」的一面，故此他的官僚認為主上是好欺負的。公然看不起這個少主人，當他為「阿斗」！前面提過，萬曆帝上朝，竟然有過百朝臣不至，一次一百七十三人，另一次兩百七十三人！

　　右都御史漕運總督李三才曾上書指責皇帝，直指他的「病源則在溺志貨財」；御史馮從吾上書警示皇帝不可欺世；大理寺評事雒於仁痛斥皇帝「縱酒」「好色」「貪財」「尚氣」；級別很低的祀祭司盧洪春更是離譜，竟上疏說萬曆帝「衽席之娛，為患也深」；戶科給事中田大益痛斥皇帝「使天下之人，剝膚而吸髓……以致天災地坼，山崩穿竭」。工科給事中王德完甚至說出「天神共憤，大難將作」這樣的話來。朝中

大臣人人以「批鱗」為榮！這些目無尊卑、沒大沒小，敢觸犯天威、觸怒龍顏的非君的行為，換上是萬曆帝的老祖宗太祖朱元璋、成祖朱棣，恐怕早已大開殺戒，人頭落地，誅滅十族！

心理上，萬曆帝很懦弱，很懼怕這一群來勢洶洶、咄咄逼人、嘮嘮叨叨的大臣們。他不像朱元璋、朱棣父子，是沒人敢觸犯的強勢皇帝。萬曆帝又如何處置這些犯顏的大臣呢？他們受到重罰的很少，幾乎沒有發生過因疏諫皇帝而被處死的事情。只有盧洪春被廷杖六十棍，而知道自己闖了禍的雒於仁，唯有稱病引退，被革為民。這是萬曆帝寬仁的一面。

萬曆帝是真的怕了這群大臣、言官嗎？也許他不上朝的主要原因如《萬曆十五年》作者黃仁宇先生所言：看淡了文官機構的腐朽與落後後，採取了消極怠工的方式向那些文官們表達自己內心的無奈。當皇權與文官制度發生劇烈衝突，皇權受到壓抑，萬曆帝用消極方式對抗，他不勝其煩，想逃避現實。站在心理學的角度，萬曆帝這種怠政也可以被解讀為習得性失助或憂鬱症的臨床表現。

所以，失去自信、覺得沒有安全感的萬曆帝，對他作為帝王所應盡的責任有了恐懼感，不敢去做自己本應能夠做得很好的本分事。他做事猶豫膽怯，裹足不前，阻礙自我實

現。那是一種對成長的恐懼而出現的心理障礙。這就是心理學上所說的「約拿情結」（Jonah complex），是美國著名心理學家馬斯洛（AbrahamMaslow）在西元 1966 年所創的心理學名詞。

也許萬曆帝的這種約拿情結是在他成長過程中形成的。他在嚴母李太后和嚴師首輔張居正的嚴厲管教下長大。也許他們對他期望很高，所謂愛之深，責之切。每次犯錯，動輒責罵罰跪，叩頭認錯，讓他沒有自尊。當上皇帝後，萬曆帝還得依賴首輔張居正處理朝廷事務，聽由他作出決定。張居正是位有能力、有魄力而且又十分強勢的大臣，把國家大事處理得很好。

可惜張居正沒有去想要為他的少年天子鋪路。他必須讓這個人獨立，能夠獨當一面處理事情，讓他體驗、嘗試和犯錯，學習解決問題，從挫折和失敗中學習如何應對與克服困難，好像一隻正在學飛的鳥兒。

萬曆帝忘恩負義，失去理性對待一手扶持自己、死去不久的恩師，不但剝奪他的榮譽，還抄了他的家，害得他家破人亡。有人認為萬曆帝是因長久處於張居正的嚴厲管教約束之下，以及感覺到威權被威脅而出現的一種反叛心理。但是，萬曆帝很清楚張居正居功至偉，而且也表達過感恩之情。萬曆帝的所為，是否真的是一種反叛心理，值得探討。

其實萬曆帝的本性不應該如此。當與他結合四十二年、被他冷落幾十年的原配皇后王氏先他而去，萬曆帝表現出極大的悲傷，說出一段深情的話來：「朕中宮皇后，配朕有年。芳聲令德，中外仰聞。方膺遐算，倏爾仙逝。朕追思勤敏賢淑，慟悼無已。」對一個感情不深的人，他還那麼有情有義，不禁令人想到，以萬曆帝這種個性，以及注重孝道的人，難道真的會因反叛心理而失去理性，去對付一手扶持自己、才死去不久的恩師？他是恩將仇報的人嗎？萬曆帝對張首輔的感情，是遠遠深過對王皇后的！我認為，研究萬曆歷史的人，應探討萬曆帝在什麼情況下扳倒張居正，令他家破人亡，抄家真的是萬曆帝的本意嗎。

　　個人認為，萬曆帝的行為心理，值得心理學家研究、剖析。

萬曆帝的病（一）

# 萬曆帝的病（二）

> 萬曆帝是為了色慾而服用鴉片？
> 或是因為有病才這樣做？

上文說過萬曆帝心理上的障礙，本文我們看看萬曆帝其他的健康問題。

## 萬曆帝是否肥胖，有痴肥症？

先說萬曆帝的體型，有記載說他是個大胖子。有兩本書提到萬曆帝肥胖的事。

清史研究專家閻崇年教授所著《明亡清興六十年》一書，說到「萬曆皇帝身體不太好，很胖」。有的書說他走路時，要太監給他抬著肚子緩緩前行。他給太后請安，要「膝行前進」（要跪著才能移動身體）。

明史專家曹國慶所著《萬曆皇帝大傳》也說：「朱翊鈞二十五歲之前，還算得上有些身體鍛鍊，而在此之後，則終

225

日吃喝玩樂，對朝政無所用心，平時只吃精細柔軟的食品，而又沒有正常的鍛鍊，因而他的身體很早就開始肥胖，到了後來連行動都不太方便，經常叫頭暈乏力，精神恍惚。」更有人寫「（萬曆帝）死後在棺材裡側臥，因為肚子大得蓋不上棺材」。寫得煞有其事！

究竟萬曆帝肥胖到什麼程度？書上沒有詳細記載。不過閻教授說萬曆皇帝這個大胖子，肚子大到走路都得小太監託著肚子緩緩前行。他的這番言論卻讓人質疑，閻教授是從何考證的？閻教授是一位史學家，我相信他所說「有的書說……」是有根據的，可惜他沒有寫下數據來源。不過那本書所說的有點誇大其詞了。萬曆帝給太后請安，要「膝行前進」。個人認為，這不是肥胖的證據，而應該解讀為匍匐（手足並行）。那是一種最尊敬的禮節。萬曆帝給生母太后請安，這樣做是不稀奇的。試想，一個大胖子，要跪下行走，是很困難的。

究竟萬曆帝胖到什麼程度？以前人憑直覺印象來認定肥胖，是不科學的。今天可用 BMI 來定義。

所謂 BMI，即 Body Mass Index，也叫身高體重指數，又稱身體質量指數。BMI 反映全身性超重和肥胖程度，是目前國際上常用的衡量人體胖瘦程度以及是否健康的標準。

BMI的計算公式是:

$$BMI_{(kg/m)} = \frac{體重(kg)}{身高^2(cm)}$$

所得結果，當 BMI 值不足 18.5 時，瘦；BMI 在 18.5 到 24.9 時，正常；BMI 在 25 到 30 時，超重；BMI 超過 30，肥胖或痴肥。

肥胖會改變一個人的外貌，而比改變外貌更為重要的是，肥胖會帶來各種健康問題。當 BMI 高於正常範圍，就意味著會患上高血壓、糖尿病（二型）、冠心病、中風，可能早死、猝死。有統計，如果 BMI 超過 30，早死的風險比健康者高出百分之 50 到 100，患癌症的機會也增加。肥胖者會血脂異常，與肥胖相關的慢性疾病的患病機率會增加。

更有肥胖者會有呼吸系統疾病，如呼吸暫停症導致腦缺氧，一覺起來仍然感到睡眠不足，精神不振，以致大白天還無精打采、打瞌睡。

肥胖者會產生心理上、情緒上的問題。其內心感到處處不如人，沒有魅力，好吃懶做，不受歡迎，是被取笑、被羞辱的對象。久而久之就會心理不平衡，內心產生憤恨、焦慮、自卑、憂鬱等等不良情緒。

我們無從知道萬曆帝是否有因肥胖症導致的毛病，也不知道他是否有三高症（高血糖、高血壓、高血脂），說萬曆帝「頭暈眼花，就是高血壓⋯⋯」只不過是推論。

我們也很難說萬曆帝的心理狀態與肥胖有關。說萬曆帝因為「胖易懶，懶就更易胖，惡性循環，使他更加厭倦政

事」，這樣的結論是沒有說服力的。

見過幾張萬曆帝的畫像，如掛在南京閱江樓裡的畫像，他的樣貌長相、臉型不算是癡肥型的那種。也許他是個大塊頭？那個時代，攝影還沒有問世，靠宮廷畫師描繪形象，他們是否專業？漢朝畫工毛延壽為王昭君畫像，因為昭君不肯行賄，毛沒有好好用心作畫，結果令她「失意丹青，遠竄異域」，就是不專業導致的。有一張畫像把萬曆帝畫成賊眉鼠眼的形象，懷疑畫師有醜化萬曆帝的動機。

## 萬曆帝酗酒

萬曆帝的酗酒病，出現「酒精依賴」的症狀。在前文《萬曆帝被酒所害（一）（二）》已有討論。

## 萬曆帝服用鴉片

西元 1958 年，科學家將從定陵挖掘出的萬曆皇帝的屍體進行化驗，發現他的骨頭中含有嗎啡成分，是萬曆皇帝食用鴉片的證據。

讀過萬曆帝服用鴉片的文章。這些文章作者說萬曆帝「抽吸」鴉片，並以此判斷萬曆帝淫亂，服用有春藥作用的鴉片。看看這段文字：「明朝皇帝得到鴉片這樣的春藥，當然

是樂不可支！」（作者寫得太誇張！）還有說萬曆皇帝三十年不上朝，在宮中服食丹藥，他的丹藥中就含有鴉片，他給鴉片起名叫「福壽膏」。「他不上朝的藉口是頭暈、眼花，其實主要原因是縱慾過度。」其結論就是萬曆帝頭暈眼花是因為縱慾過度，是服用丹藥、春藥、鴉片導致的！

在中國，鴉片原本是一種藥物，早在唐朝，四川就種植罌粟，生產鴉片，叫做阿芙蓉。當時的人已經知道服用過量鴉片會中毒。中藥藥典中把它作為一味配藥。明朝的《醫學入門》一書中也寫道：「成化時，中國得其（罌粟）取汁之法。嘉靖初，其法益精。」這種提煉品，「食之令人多眠，漸久慣則成癮。既得癮，過時不食，全體廢弛，食而復初，而精神日耗，死則隨之。」

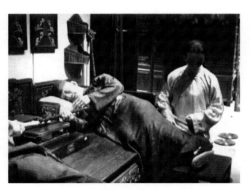
用煙槍抽鴉片

個人認為，萬曆帝吸鴉片或抽鴉片的說法，是值得懷疑的。說他長期「抽」鴉片，沒有明確證據。

　　那時候還沒有煙具煙槍呢！根據清末文人李圭所著的《鴉片事略》，「明末蘇門答臘人變生食為吸食，其法先取漿蒸熟，濾去渣滓復煮，和菸草葉為丸，置竹管就火吸食」。這便是有關煙槍的最早記述。萬曆時期，鴉片不是用來抽或吸的，而是吞服（生食）的。

　　莊練先生曾經懷疑萬曆帝「二十多年的時間長期處於深宮之中，總有很多有趣的事讓他去做，才不會覺得無聊」，「而其樂融融，必定有使他快樂的事」；史學家黎東方（西元 1907 到 1998 年）推測「明神宗有煙霞之癖」，高陽先生也認為萬曆帝自甘放棄皇帝權力，「一燈熒然，不知晨昏；榮譽，責任，事業財產，乃至骨肉之情，通通都是身外之物。不可一日相離的，只是一副煙盤……捨此之外不知如何才可以解釋神宗的行為……」我不知道，他用的是什麼煙盤來「抽」鴉片？

　　《大明會典》裡記載，當時的確有亞洲藩屬國進貢鴉片給明朝皇室。萬曆帝吃鴉片是真，他什麼時候開始服用鴉片？是否成癮？是為了色慾而服用鴉片？或是因為有病才這樣做？則不得而知。

# 萬曆帝的病（三）

有人說萬曆帝是最懶惰的皇帝，
個人認為，他的懶散是很多因素造成的。

## 萬曆帝是個駝子？

西元 1958 年，北京定陵的地宮被開啟，安躺在定陵內長達三百三十八年的萬曆帝神宗朱翊鈞的棺槨重見天日。在考古學大師夏鼐的指揮下，神宗的梓宮（棺槨）被開啟。厚厚的龍袍掩藏著神宗的屍骨。屍骨復原後的結論是：萬曆帝生前體形上部「背微駝，腿部殘疾」，萬曆帝的屍骨是一條腿短一條腿長，腰椎也有嚴重的病變，從骨骼測量，頭頂至左腳長一百六十四公分。

這些發現又引來諸多推測，說萬曆帝「胖得背都駝了」，「可見他根本不是懶，而是身體不好，不能上朝」，「可見其有嚴重的腿疾，驗證了其經常『足心疼痛』的說法」。

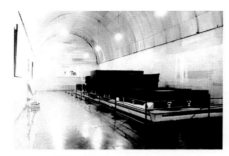

定陵 萬曆帝和兩皇后棺槨

　　我不知道當時的考古人員有沒有為萬曆帝做過解剖，在移動屍骨之前，有沒有做 X 光檢驗存案。也不知道有沒有詳盡的醫學報告，例如骨骼密度測定，骨骼內是否含重金屬如鉛、汞（水銀）、砷（砒霜），這些重金屬是否過量而引起慢性中毒等等。四年後（西元 1972 年），考古人員在湖南長沙馬王堆發掘出兩千一百年前的女屍，對其就有一份詳盡的剖屍報告，學術價值很高。

　　最令人痛心的是，萬曆帝的骨骸當時未能被妥善保管。西元 1966 年，萬曆帝和他兩位皇后的屍骨被拖出來砸爛、焚燒，灰飛煙滅，屍骨無存。從此就算有更先進的科技，也無從進一步去研究萬曆帝的骨骸，找出更多的病理研究數據，以豐富歷代帝皇的史料了。

　　萬曆帝是個駝子。駝背即脊椎因變形後凸，背部隆起。駝背形成的原因一般有身體姿勢不良，先天駝背，休門氏後凸畸形和成年駝背如脊椎癆（結核病）、關節強硬性脊椎炎、

骨質疏鬆、脊椎骨退化等等。若是當時在移動、翻動萬曆帝的屍骨之前，立刻為屍體照 X 光，也許可以找到其脊椎骨的病理變化以及雙腳骨骼病變的一些蛛絲馬跡。

這裡不妨替萬曆帝的脊椎病理去做鑑別診斷，排除不大可能的病因，如不良姿勢、先天性、強硬性脊椎炎等。推測萬曆帝有可能患上休門氏後凸畸形病，甚至脊椎結核病。

休門氏後凸畸形病通常在青少年期開始出現，多見於男性。X 光顯示，患者的脊椎骨會由方形變成楔形。休門氏病病因不明，有些病例還有家族史。隨著年齡增長，如果坐立太久，患者會感覺到疼痛。由於要長時間維持正確的坐立姿勢，會引起肌肉痠痛、疲勞。

而因身體姿勢不良引起的駝背，脊椎骨是不會變形的。

脊椎的病理變化，會使脊椎骨移動、錯位，脊椎骨間的神經被壓著，引起疼痛，這也許是萬曆帝經常「足心疼痛」的原因。可惜，我們沒有足夠的數據來證明萬曆帝是否患有休門氏後凸畸形。

波特氏病（Pott's disease）會形成駝背。

波特氏病就是脊椎結核病或結核性脊椎炎，病名是用英國倫敦一名外科醫生波特（Percivall Pott，西元 1714 到 1788 年）的姓氏來命名的。當脊椎體受結核感染，脊椎的骨質會被破壞甚至壞死，椎體因病變和所承受的重量而發生塌陷，使得脊柱彎曲？造成棘突隆起，背部就會產生駝峰畸形。這尤以胸椎結核病更為明顯。患者會感到疲乏無力、

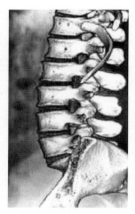

正常的脊椎骨

患處疼痛。做脊椎 X 光片，能看到椎體有不規則的骨質破壞，或是有椎體塌陷、空洞和死骨，椎間隙會變窄或消失，椎旁有膿腫或寒性膿腫的陰影。電腦斷層造像（CT）檢查或磁共振造影（MRI）檢查，可以顯示出病變範圍、椎管內病變及脊髓受壓情況。據統計，脊椎椎體結核病占所有的骨關節結核病的百分之五十到七十五。

萬曆帝一生可能受到疼痛的困擾，這也許是他服用鴉片的原因。鴉片是有鎮痛作用的藥物，長期服用，會形成依賴併成癮。說他縱慾好色，把鴉片當作春藥服食，是沒有說服力的。

有人說萬曆帝是最懶惰的皇帝，個人認為，他的懶散是很多因素造成的。他酗酒，終日在醉鄉。他的屍骨是一條腿短一條腿長，腰椎也有嚴重的病變，可見他根本不是懶，而

是身體不好，不能上朝。加上身體變形，也許他不願見人。再加上心理障礙，使得他自我封閉，是一個有嚴重「自閉」傾向的皇帝。這樣的身體和心理，哪有盡情享樂縱慾的心情和閒情？

## 萬曆帝的骨骸

西元 1958 年定陵發掘後，發現萬曆帝死後的「葬式」很奇特。萬曆帝的屍體在棺槨內擺放的姿態，不是傳統的「仰身直肢」，而是屈肢側臥的「北斗七星葬式」。有學者從古代風水學的角度，認為這種葬式表示天帝居住的地方。也有人說萬曆帝死後在棺材裡側臥，是因為肚子大得蓋不上棺材，或是因為他駝背，不得不側臥放置。還有人說是在送葬途中，棺槨有過碰撞和晃動，使得屍體的姿勢改變。這些說法是不確實的。萬曆帝的兩個皇后，既不肥胖也不駝背，而屍體也是以同樣姿勢擺放。

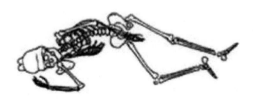

萬曆帝的北斗七星葬式

萬曆帝的病（三）

# 萬曆帝之死

如果萬曆帝長期抽鴉片，
他的牙齒有沒有像《戒菸歌》的「牙如漆」的煙
屎牙？

## 萬曆帝的口腔病

　　明史專家曹國慶在他著的《萬曆皇帝大傳》裡面記錄了萬曆帝口腔疾病的情形：「他的牙齒就很糟糕，患有齲齒、牙周病和氟牙症等多種牙科疾病……齲齒使他唇左側根尖牙槽骨部，發生牙髓壞疽所引起的根尖病灶，在牙齦部形成瘻孔。嚴重的牙周病則使他的牙齒過早脫落，臨死前上下顎已缺失牙齒九個。平時他的食物都是一些『精細而柔軟的高蛋白食品』，由於左上頜磨牙生前早期缺失未作修復，便養成了只用右側咀嚼的習慣，而左側長期失去咀嚼功能，又導致了頜骨發育不良，面部凹陷而左右兩側不對稱，很不雅觀……」這樣的記述，很是詳細。也許是考古學人員請了牙醫，詳細檢查過萬曆帝的骷髏後，所作的檢驗報告。如果屬實，那麼萬

曆帝的口腔衛生保健是很糟糕的。如果萬曆帝長期抽鴉片，他的牙齒有沒有像《戒菸歌》的「牙如漆」的煙屎牙？

曹國慶所用的詞句如齲齒、牙周病、氟牙症、牙髓壞疽、牙槽骨等，都是現代牙科疾病的術語，高蛋白食品也是現代醫學術語，相信他不是引用史籍如《明神宗實錄》或《明史》的文字，而是他的解讀！

很可惜，萬曆帝屍骨無存，否則牙科專家就可以憑著頭顱 X 光片去研究，知道萬曆帝的口腔病理了。

近年來的醫學發現以及一些醫學報告指出，齲齒、牙周病等的細菌，可能導致心臟病（心臟內膜炎）、中風、糖尿病等，告訴我們口腔衛生保健的重要。

萬曆帝的牙病會不會影響他的健康，從而導致他的死亡？萬曆帝有沒有因長期受到牙痛之苦而服用鴉片止痛？萬曆帝的「面部凹陷而左右兩側不對稱，很不雅觀……」會不會是他躲在宮中、不願見人的原因？可惜沒有頭顱 X 光片存案來證實！不過，他的畫像是沒有「歪臉」的。

## 萬曆帝死於痢疾

萬曆四十六年（西元 1618 年）十一月，也就是萬曆帝死前的二十個月。萬曆帝的身體狀況已經很差。他派人向首輔

方從哲傳話（沒有面見），說自己「入冬以來，目眩頭暈，多痰，咳嗽不已……」這是呼吸道感染的症狀。

幾個月之後，明朝軍隊在薩爾滸大戰慘敗，令患病的萬曆帝情緒更為低落，脾氣更加暴烈，給身體也造成更大損害。

西元 1619 年 3 月以後，萬曆帝說自己因「時常動火，而目眩頭暈，精神恍惚，進入夏季，又中暑溼，肚腹不調，經常嘔吐，瀉痢不止，脾胃受傷……」由於長期瀉痢，身體衰弱，使下部腫痛、難坐，這是消化道（痢疾）病的症狀。加上眼痛、耳痛和腳痛（眼痛、耳痛可能是因牙齦腫引起，也會影響顱神經產生牽涉性疼痛或異位疼痛而使溼痰流注），不得不終日臥床（推測是脊椎病或關節炎惡化），說明萬曆帝病勢日益沉重，已經無力上朝視事，他讓文書官到內閣傳話，說「疾病痛楚，是人所樂受否？真疾非假，所請臨朝未便……」，看得出來，病倒的他，心裡還是惦記著國事，「其請諸事，卿可傳示該部，馬上差人傳諭經略、督撫等官，務要併力齊心防剿，共圖滅賊……」

也許萬曆帝因生病的樣子很難看，一直不願見人。萬曆四十八年（西元 1620 年）四月十一日（死前三個月），首輔方從哲屢次奏請召對不果，在苦苦哀求之下，才得以見到臥在病榻上的萬曆帝一面。萬曆帝說出自己的病情，令方從哲跪

近趨前，方從哲抬頭仰視皇上的臉色，發現他「果然清減了不少」。

痢疾（或下痢）是一種已有幾千年歷史的古老疾病，最早記載在《內經》，而且至今沒有消失或絕跡。

中外歷史上，有不少的帝王因痢疾而死，如法國國王路易八世、英國亨利五世、元憲宗蒙哥、惠宗孛兒只斤‧妥歡帖睦爾等。

痢疾是一種由不同種類的微生物（細菌、阿米巴蟲、寄生蟲、病毒等等）引起的大腸發炎、阿米巴肝膿腫，嚴重的會引起血毒症、尿毒症或腎衰竭、大腸壞死、腸穿孔，有時還會導致慢性關節炎等等。

看情形，萬曆帝是患上了慢性痢疾。那個時代，微生物學不發達，很難辨別是哪一種微生物引起痢疾，難以對症下藥。而且那時還沒有抗生素，所以治療十分困難。萬曆帝的病只好一天天拖下去。他「神思恍惚，眼目昏花，難以細閱文書……」。

也許萬曆帝會因痢疾而感到腹痛，仍然繼續服用鴉片鎮痛（傳統醫學上，鴉片主治久咳、久瀉、久痢、脫肛、胸腹諸痛等症），但鴉片只能治標不能治本，他腸道惡化的症狀也因服用鴉片而被掩蓋，最終病入膏肓，在萬曆四十八年（西元 1620 年）七月二十一日撒手塵寰。

# 明光宗的死因（一）

在守孝期間，以孝子自詡的朱常洛，
會與進獻來的女人夜夜笙歌嗎？

萬曆皇帝當了四十八年的皇帝，在西元 1620 年 7 月 21 日病亡。他和王宮女恭妃所生的兒子太子朱常洛繼承皇位，是為泰昌帝。

朱常洛（西元 1582 到 1620 年）真的是個沒有福氣的皇帝。他八月初一登位，九月初一就一命嗚呼，父子兩人相繼死於同一年。他只當了二十多天的皇帝！享年三十八歲，廟號光宗。

朱常洛之所以名留歷史，是因為明宮三大疑案——紅丸案、梃擊案、移宮案，都與他有關。

根據記載，泰昌帝即位五天後（八月初五）便得了病（《明史·楊漣傳》）。有說朱常洛在登基大典後十天（八月初十日）就生病了（上不豫）。兩天後，泰昌帝「起居過勞煩憊，時日御門，力疾強出，聖容頓減」，御醫陳璽曾被召診視。而

四天後的萬壽節慶典，因其病情不見起色而不得不取消。

朱常洛是怎樣生病的？有記載說朱常洛在登基大典上「玉履安和」，「衝粹無病容」，行走平穩、儀態正常，沒有患病的徵象。

從泰昌帝繼位到他駕崩，僅二十九天，一切事情發生得太快了。關於他的死因，有很多疑點。

他老爸萬曆帝所寵愛的鄭貴妃，為了取悅這位新天子，進獻了八個歌藝俱佳的美女（《明史紀事本末》及查繼佐撰《罪唯錄》說是四名）。泰昌帝八月初一登基，鄭貴妃亦同時獻上美女（《明史·崔文昇傳》：「及登極，貴妃進美女四人侍帝……）」。文秉《先撥志始》中說：「以女樂承應」，「是夜，一生二旦俱御幸焉，病體由是大劇。」（一生二旦，指女樂中一位扮演小生，兩位扮演旦角。朱常洛全都臨幸！）未十日，帝患病。

很多人包括當時的東林黨人，認為泰昌帝是因色事過度才病倒（是夜，連幸數人，聖容頓減）。史學家莊練將泰昌帝的「起居過勞煩懑」解讀為「惑溺女色而不知節慾，以至因勞懑過甚而損傷元氣」。皇帝後宮佳麗無數，皇帝身體出了問題，就歸咎於縱慾。

歷史記載，朱常洛在老爸萬曆帝死後，還是有所作為的。一向沒有機會親政的他，遵照遺詔發銀兩百萬兩犒勞遼

東等處邊防將士，罷免礦稅、榷稅，撤回礦稅使，增補閣臣，運轉中樞，令朝野感動。以孝子自詡的朱常洛，在父皇萬曆帝死後，還為他擬訂廟號等等。那麼是否他登基後因日理萬機而心力交瘁，瀕臨「過勞死」狀態呢？

《明史·楊漣傳》記載，泰昌帝在即位五天後（八月初五）便得了病。史學家黎東方認為他患了腹瀉之疾。腹瀉和消化系統或腸胃發炎等等毛病有關，沒聽說過度性行為會引起腹瀉。

而且，當一個人不停拉肚子的時候，身體感到不適，還會有興致和精力去「大動干戈」嗎？要知道，有些腹瀉還伴有腸絞痛、肛門刺痛甚至皸裂。

明代非常重視孝道，在守喪期間，一切娛樂活動都被禁止。從萬曆帝駕崩到泰昌帝登基後五天，這短短兩星期內，他父皇的靈柩還停放在宮內，在守孝期間，以孝子自詡的朱常洛會與進獻來的女人夜夜笙歌嗎？那可是大逆不道，滔天大罪啊！

究竟泰昌帝是患上腸胃病，或是因色事過度而病倒，或是因親政工作過勞？好像沒有御醫紀錄。

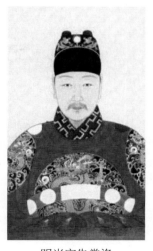

明光宗朱常洛

　　御醫陳璽的望聞問切的診療紀錄是一份很重要的檔案。在問症時應該會把色事過度引起病痛的事記下（除非他認為是冒犯聖上）。可惜寫史的人少有提到御醫的臨床紀錄。那些說泰昌帝色事過度的人，多是憑個人的想法來下結論。

　　八月十二日，泰昌帝還拖著病體接見大臣，大臣們見到皇上形容憔悴「聖容頓減」。這並不一定意味著縱慾，工作疲勞、食慾不振、睡眠不足、傷風感冒、腹瀉等等都能令人形容憔悴。

　　不知道接下來的幾天，御醫陳璽有沒有為皇上覆診；病情有何進展；如果病勢嚴重，有沒有同其他御醫會診。這些史書沒有提及。也許因為御醫陳璽的醫術不高明，泰昌帝的病情不見好轉，病急亂投醫，八月十四日，竟然請來司禮監秉筆、掌管御藥房的崔文昇治病。

　　也許略懂岐黃，是一個稍識醫理、卻全無行醫經驗的「偽醫」。這簡直是拿生命來開玩笑！

# 明光宗的死因（二）

如果記載屬實，那他真的算是留名歷史的好色大猛男！

死得壯烈，死得光榮了！

崔文昇憑藉「一知半解」的醫學理論，認為是「日餌房中藥（服了催情春藥），發強陽而燥」，導致泰昌帝「體內蘊積熱毒」。故此有必要用「去熱通利」之藥（大黃），使泰昌帝瀉肚子，把體內熱毒排出。結果導致皇上一夜腹瀉三四十次。（《泰昌注略》：「內監崔文昇下通利之藥，上（皇帝）一晝夜三四十起，支離床褥間。」）由於崔文昇原是鄭貴妃宮中的內醫，是鄭貴妃的人，泰昌帝病勢惡化，加上朱常洛的生母王氏外家、原皇太子妃郭氏外家兩家外戚的指控，認為其中必有陰謀，鄭貴妃自然嫌疑最大了！

關於泰昌帝服用崔文昇藥的時間的說法，有兩個版本。旅美史學家黎東方在《黎東方講史 —— 細說明朝》中，認為泰昌帝是在八月初五吃了崔文昇開的藥。但是在許文繼、陳

時龍著的《正說明朝十六帝》和當年明月（石悅）著《明朝那些事兒》，以及《泰昌注略》等史冊中，崔文昇是在八月十四日給藥的。後一說法更可信。

《明光宗實錄》記載，八月十六日，光宗傳旨曰：「朕以頭目眩暈，四肢軟弱，不能動履，待宣御醫。」光宗一夜腹瀉三四十次，失去很多體內水分以及電解質，出現脫水現象，難怪他會頭目眩暈、四肢軟弱。

但是曹國慶在《萬曆皇帝大傳》中引用《國榷》中的史料，說：「鄭貴妃不管常洛已經身患重病，依舊不斷地送進精心挑選打扮過的美姬，僅八月十六日，一次又獻進侍姬八人……一夜與數人發生性關係……」這樣的歷史記載讓人懷疑其準確性，甚至帶有偏見！

泰昌帝病情日漸惡化。八月十七日，他再召太醫官及閣部諸臣，自言：「朕日食無一盂粥，申旦不寐（從晚上到天亮未能睡覺），奈何？」可見泰昌帝亦自知身體已每下愈況。在八月二十二日，皇上又召御醫陳璽診脈。過後大臣詢問情況，知道聖體「御膳減少，兼有痰喘，必需一意調養」。由此可見，泰昌帝病情不輕。八月二十六日，泰昌帝已病重。猜想那時已經有了肺感染，影響肺功能，出現氣喘，大事不好了。

這樣又捱了幾日，泰昌帝自覺大限將至。八月二十九

日，他召見首輔方從哲等人，竟然提到「壽宮」（陵墓）事。方首輔以為皇上問的是上月去世的萬曆帝的陵寢，泰昌帝卻指自己說：「是朕壽宮。」諸臣不敢妄答。

這時的泰昌帝已病入膏肓。但他仍然清醒，還問及鴻臚寺丞李可灼。鴻臚寺是掌管朝會、賓客、禮儀等事的一個機構。不知泰昌帝從哪裡獲悉，李可灼有仙丹妙藥可治帝疾。他召見李可灼後，服用了其獻上的一顆紅丸，獲得暫時的舒適。當日黃昏，泰昌帝不顧御醫陳璽等反對，堅持再吃一顆，次日凌晨（九月初一日）就去世了。這就是歷史上的紅丸案。

說到泰昌帝的病，很多人認為，仍是壯年的他（才三十八歲），才不到十天，不可能因色事過度而病倒。那些堅信他縱慾過度的人，提出的理由是泰昌帝一向身體屢弱，縱慾過度而病倒。

如果《明史‧楊漣傳》的記載準確，那麼泰昌帝在即位五天後（八月初五）便得了病。史學家黎東方認為是得了腹瀉之疾。這可能性很大。他的父皇萬曆帝曾經患慢性痢疾。泰昌帝可能也一樣患感染性痢疾。痢疾是因細菌（包括傷寒菌）或阿米巴感染、食水不潔以及不衛生的處理食物方法所致。如果能知道萬曆帝、泰昌帝父子的御廚、食物的衛生狀況，以及飲用水是否同一來源，也許能幫助我們判斷。

壞就壞在「偽醫」崔文昇給已患腸胃病的泰昌帝服用大黃。大黃系蓼科多年生草本植物，含有導瀉的成分如大黃酚、大黃素、番瀉甙 A、大黃酸等等。傳統醫藥學上認為，大黃藥性攻積導滯，瀉火解毒，有清肝利膽、強心理血、健脾通腑、清肺解毒等作用。大黃內的結合蒽醌類物質能促使腸蠕動，增加排空運動從而致瀉。現代的瀉藥也有含番瀉甙的。

泰昌帝服用崔文昇的大黃後，如堤壩缺口，一夜腹瀉三四十次，失去大量體內水分以及電解質，導致脫水，幸好他還沒有因而喪命。經此之後，猜想沒有繼續服用大黃，腹瀉次數也減少了。就算沒有服用止瀉藥，身體應該也會逐漸恢復，但為什麼他的病情會越來越嚴重？推測他本來就患有腸胃道病（發炎，感染）或是痢疾，他極有可能死於慢性痢疾（甚至腸穿孔，腹膜炎併發等）。

我不認為泰昌帝是因為服了兩粒紅丸而猝死。紅丸是「紅鉛金丹」或「三元丹」。民間說以處女初潮經血混入午夜第一滴露水及烏梅等藥物，煮過七次後而成藥漿，再加入紅鉛、秋石（人尿）、人乳、辰砂（硃砂）、松脂等藥物炮製而成。所以紅丸中含有重金屬鉛、砷。

但是重金屬中毒多是慢性中毒，而且沒有泰昌帝驚厥、抽搐等急性中毒徵象的紀錄，他不太可能因急性中毒而暴斃。

整體而言，泰昌帝之亡，其原因是庸醫誤診，是亂投藥石，是愚昧無知。

　　至於他是否被鄭貴妃或宮中的人所謀害，就留給史學家重新審視，進一步探討吧！

明光宗的死因（二）

# 皇太極猝死

推測皇太極所患的不是什麼古代人特有的疾病，
而是今日我們時下所說的過勞死。

坐落在遼寧省瀋陽市的北端，有一座北陵公園，也稱昭陵。昭陵是清王朝第二任皇帝皇太極（西元 1592 到 1643 年）的陵寢。我曾到此一遊，猶如上了一堂清初的歷史課。

皇太極是清朝開國皇帝努爾哈赤（西元 1559 到 1626 年）的第八個兒子，在位十七年，對於他一生的政績，《清史稿·太宗本紀》有如下的評價：允文允武，內修政事，外勤討伐，用兵如神，所向有功。他可以說是一位文韜武略、功大於過的傑出君王。

穿過高高的鳳凰樓的樓閣，就看見清寧宮了。一天晚上，皇太極坐在宮內東暖閣的火炕上處理政務。到了九點多鐘（亥時），被發現猝然死去。皇太極死前沒有訴說不適，白天還在崇政殿處理政務。這一切都說明他沒有患重病的跡象，皇太極是暴斃或是猝死的，沒有被謀害的跡象。《清史

稿》中，說皇太極是「端坐而崩」，無疾而終。

　　以現代醫學的眼光來看，皇太極的死亡證書上的死因應該是猝死。猝死是死者在事發前六小時還處於正常狀態，心臟突然停頓而死去。事發時死者沒有遭受到暴力、創傷等各種意外事件。

　　猝死的原因很多，多發生在青、壯年中。死者大多數有心血管疾病如心臟病（包括冠狀動脈硬化症、急性心肌梗塞、肥大性心肌病、心瓣疾病、心臟（室）纖維顫動或心電傳導系統心率失調、心肌發炎）等，而腦血管病如腦出血（俗稱爆血管）、腦血管栓塞等，以及一些遺傳因素，先天血管畸形如動脈瘤等也會導致猝死。

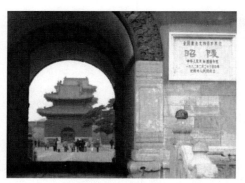

瀋陽清皇太極昭陵

　　清史專家閻崇年說：皇太極脾氣大，太任性，有高血壓，患心腦血管病，皇太極是太愛生氣，過於重情，不能制怒，也不能以理制情，自戕身體，過早死了。我同意這一說。皇

太極的死因應該是心、腦血管疾病，如心臟病爆發或中風。至於猝死者是否因為脾氣大、忒任性，才會有心血管疾病，則不一定。很多心臟病爆發或中風的人，是性格平和容易相處的人。《清史稿‧太宗本紀一》有記載：「上儀表奇偉」，推測皇太極是個胖子，而胖人最易患的是心血管病。

　　遼寧社會科學院歷史所研究員陳涴女士曾參閱皇太極死前幾年內健康狀況的記載：他曾多次患病，崇德五年（西元 1640 年），「聖躬違和」，曾到鞍山溫泉療養；六年，患鼻衄；七年十月，「聖躬違和」，實行大赦，顯然病得不輕；十二月，又一次「聖躬違和」，以致停止出獵回宮；此後，崇德八年正月、三月、四月，連續發病。把這些情況和四個月後的去世串連起來，可見就不是「無疾而終」了。從現代醫學角度進行分析，結合當時他曾向朝鮮問醫，求取竹瀝這味藥的情況看，從崇德五年起，皇太極頻頻發病。他的健康狀況的確是有了問題。

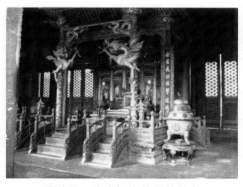

崇政殿—皇太極在此登基稱帝

　　清朝歷代皇帝大多勤於政務。大概皇帝們認為明朝之所以滅亡，是因為明朝出了「大懶惰蟲」皇帝，如三十年不上朝的神宗朱翊鈞、熹宗朱由校，以及日求長生之道、二十年不視朝政的世宗朱厚熜（西元 1507 到 1566 年）。有鑒於此，清帝們以這些不問朝政的昏庸君王的行為為訓，勤勤懇懇，以免重蹈覆轍，招致亡國。

　　用「勞累一生」來形容皇太極是不為過的。他「每天必須閱完奏章、不惜至深夜」的勤政精神，是歷朝皇帝中少有的。皇太極的精神長期處於緊張狀態，外則四處出兵征服討伐，內則應付宮廷鬥爭，嚴重地損害了他的健康，積勞成疾，以至猝死，不足為奇。

　　對於皇太極的這種情況，個人認為他的死因有點像現今我們所說的「過勞死」。過勞死是一個在西元 1969 年出現的醫學名詞，它和工作過勞，超過所能承受限度，以及長期疲勞有關。過勞死的主要原因是心臟病、中風（腦出血）以及巨大壓力。死者因為夜以繼日，不停工作，不注重休息以致心力交瘁，過勞而死。在日本，近年來因工作過勞死向公司提出賠償損失的訴訟案件也大有增加。

　　人遇到壓力時，腦神經系統就會出現一連串生理反應，促使體內的腎上腺分泌激素（荷爾蒙）如腎上腺皮質類固醇等，這種牽一髮而動全身的生理反應，好像在為人應付困難

與變化而做準備。長期的壓力，使身體處於緊張狀態，久而久之，生理適應性逐漸消失，嚴重影響健康，影響免疫系統以及對壓力的適當反應，最終筋疲力盡，出現種種身心毛病，如憂慮、憂鬱、失眠、潰瘍等等精神、消化問題，以及心血管問題（高血壓、動脈硬化）。

推測皇太極所患的不是什麼古代人特有的疾病，而是今日我們時下所說的過勞死。他的猝死是因為長期壓力，加上平時飲食不當，引起心血管病變，又不懂得調節自己的生活方式，沒有適當醫療，使身體再也支撐不住，永遠倒下去了。

古人過於勞累、死在任上的例子不勝列舉。現今社會也有很多過度勤勞的人，工作時間長達十小時，週末無休。這會讓他們付出昂貴的代價，損害身體，種下禍根，成為下一個「過勞死」的「候選人」。

猝死、暴斃、過勞死，應該對現代人的健康敲響警鐘！

皇太極猝死

# 清王朝和天花

順治帝、同治帝都死於天花，咸豐帝天花痊癒後成了麻子，

康熙帝命大，患天花不死，因禍得福，

有了免疫力，終生不再患天花。

　　疾病是個不講人情、不顧尊卑貧富、沒大沒小的「傢伙」。它敢冒犯天威，觸犯龍體。疾病可以影響人類歷史、嚴重干擾一個王朝。權傾天下的皇帝，掌握王朝的命運以及賞罰生死大權。但九五至尊的君主一旦患上疾病，甚至龍御歸天，歷史往往會由此改寫。在清朝，天花就給王朝行政帶來很大干擾。

　　讀過弗雷德裡克·卡特賴特 (Frederick Cartwright) 和麥可·比迪斯 (Michael Biddiss) 的 Disease and History（書名翻譯為《天國之花：瘟疫的文化史》），就會知道過去一些疾病（尤其是傳染病）是如何帶來巨大災難、引發歷史大事的。

　　一種目前幾乎在地球絕跡的傳染病 —— 天花，就曾仗恃

它的巨大殺傷力，把天子置之死地，甚至改變王朝的命運。而清王朝的確被天花困擾了好幾代。

在清朝初期，由於南下入主中原的滿洲人缺乏對天花的免疫能力，再加上入關後，受到氣候、水土的影響，更容易感染天花，連皇室也未能倖免，宮內人人自危，談天花色變。順治帝因害怕傳染上正在蒙古流行的天花，連續六年沒有接見蒙古王公。沒有出過痘的將士也不願入關出征！

在清朝十二位皇帝當中，有記載患上天花的皇帝就有四位。即第四任皇帝康熙（玄燁，西元 1654 到 1722 年）和他的父親順治帝（西元 1638 到 1661 年）以及第九、第十任的咸豐帝（西元 1831 到 1861 年）和同治帝（西元 1856 到 1874 年）父子。從康熙到同治王朝，相隔百多年，說明天花的確困擾了清王朝很長一段時間。順治帝、同治帝都死於天花，咸豐帝天花痊癒後成了麻子，康熙帝命大，患天花不死，因禍得福，有了免疫力，終生不再患天花。也是這緣故，出入宮廷的德國傳教士湯若望（Johann Adam Schalloon Bell，西元 1591 到 1666 年）支持皇太后的意見，而定玄燁繼承皇位，成為康熙帝。不過康熙帝也因出過天花，臉上留下出痘疤痕。但自此以後，康熙帝很少得病，能夠以充沛的精力，全心全意勤慎理政。加上他的雄才大略，在位六十一年的他，使大清王朝走向鼎盛。

貴為天子，康熙帝的確在公共衛生、預防醫學方面作出了貢獻。他促使清政府預防天花傳染、蔓延的措施逐步走向系統化、制度化。太醫院亦設立了痘診科，廣聘各處名醫，在北京也設「查痘章京」這特別職位，負責防治天花事宜。到了康熙朝的中、後期，中國北方的天花勢頭開始減弱，同時南方的傳統吹鼻種痘法也傳到北方，帶進宮廷。

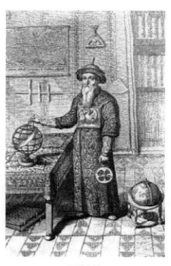

湯若望

假如當時有世界公共衛生獎，康熙帝是應該獲得這殊榮的。

天花（Smallpox），拉丁文醫學名詞是 Variola，是一種傳染性很強、病情險惡、蔓延很廣、容易致命的病毒感染。傳統醫學叫它痘瘡，也叫天行發班瘡、疫癘皰瘡、豌豆瘡等。它是一種惡性傳染病。對今天的人來說，天花是一個陌生的字眼；但在當時，天花猖獗可怕，曾帶給人類巨大的災難。

國際衛生組織在西元 1980 年宣布，天花已經被消滅，在全球消失。雖然目前幼嬰兒天花痘苗接種已經無須施行，但是人們還得提高警惕，以防零星病例出現，死灰復燃！一般人，尤其是醫科學生，還有必要懂得鑑別相似的痘症，如病情較輕的水痘和天花的臨床表現，以免誤了大事。

這兩者的分別，可參考下面的簡表。

| 病徵 | 天花 | 水痘 |
|---|---|---|
| 潛伏期 | 平均 12 天 | 13 ～ 17 天甚至 24 天 |
| 發燒 | 發燒 3 ～ 4 天出痘 | 發燒 1 ～ 2 天出痘 |
| 皮疹分布特性 | 離心性 | 向心性（軀幹、頭皮、手掌），足底稀少 |
| 皮疹特性 | 痘 3 日出齊，再 3 日灌漿，過 3 日結痂 | 4 日結痂，癢，7 ～ 8 天痊癒 |
| 瘡痘形色 | 初出時細小，堅實，深藏皮裡，留疤痕，灌膿漿 | 位置膚淺、壁薄、含透明液、無疤痕 |
| 併發症 | 感染、敗血症、肺炎、腦膜炎、骨髓炎等 | 較少見 |
| 類型 | 輕型、爆發型、出血型 | |

同治皇帝的病患和死因，一些野史和電影改編故事，說他私自微服出宮，尋花問柳，身上長了瘡。除非醫師有豐富臨床經驗，不然的話天花的痘瘡和梅毒的楊梅瘡是不容易分辨的。而且當時沒有梅毒螺旋體檢查、血清反應檢測，甚至活體組織檢查這些科學手段，難以確定診斷。所以連太醫李立德也認為皇上患了梅毒，害得這可憐的天子落得個嫖妓的

臭名。清代皇帝的《脈案檔簿》和《萬歲爺進藥底簿》中詳細記錄了同治十三年十月三十日得病至同年十二月初五死去前後三十六天的脈案、病情和用藥情況，證明同治帝最後是死於天花。

　　同治帝是得病後五個星期才死亡。一般患天花死亡常發生在發病後一至兩週內。同治帝似乎病後拖了很久才死去。難怪同治帝被懷疑染了梅毒。一般染上梅毒，皮疹多數會自動消退，但會留下無窮後患。而皇上國師翁同龢的日記有記錄：帝「頭面皆灌漿飽滿」，那應該是天花的膿皰在臉、手、腳的離心分布。有記錄同治帝患癰，可能是皮膚繼發細菌感染，而「膿已半盅，皆膿潰，色白而氣腥」，導致敗血症，那是凶兆，很快就會死亡。中醫研究院和北京醫院的專家教授在西元 1979 年重新審查歷史檔案，對同治皇帝的病情發展及用藥情況進行了分析與研討，仍認為同治皇帝是死於天花。

清王朝和天花

# 皇帝為什麼少有癌症？

中國古代帝王很少有患上癌症的記載。
難道中國古代帝王不容易患上癌症？

曾經寫過幾位患癌而死的歐洲帝王：法國皇帝拿破崙一世、德國皇帝（也是普魯士皇帝）腓特烈三世，還有英國的喬治六世。

他們的死因經過解剖而被確定。

那究竟中國的皇帝有患癌的記載嗎？

中國古代帝王很少有患上癌症的記載。難道中國古代帝王不容易患上癌症？難道癌症是近數百年的新發現、新出現的病症？

古時候的史官會記錄朝代更迭、帝王功過，以及帝王生死的事。不過，對於皇帝患病細節及死亡原因，大概不是他們要記錄的要點。也許古代「癌」這個名詞還沒有出現？

《康熙字典》等傳統字書中沒有「癌」字。西元 1915 年「癌」字出現在《辭源》和《中華大字典》中，解釋「癌」是惡性腫瘤。

　　不過早在 12 世紀的宋朝，東軒居士撰寫過一本《衛濟寶書》，裡面提到「癌」這個名詞。2001 年《中華醫史雜誌》刊出孫啟明撰寫的《〈衛濟寶書〉「癌」病考實》一文，作者認為《衛濟寶書》裡的「癌」「非今之惡性腫瘤，乃今『無頭疽』中之『深部膿腫』」。

　　宋朝以前，「癌」這個概念是不存在的。宋朝福建人楊士瀛著的《仁齋直指附遺方論》，大概是傳統醫學文獻中最先簡明敘述癌的特徵的：「癌者上高下深，巖穴之狀」，並且指出它「毒根深藏」，最後會引起昏迷。這和現代醫學的「癌」（cancer）的特徵和臨床表現有點相似。Cancer 這個醫學名詞來自拉丁文，是「螃蟹」的意思，也來自希臘文的 Cancrum（螃蟹）。其特徵是癌細胞異常失控，毫無規律地分裂生長，結果形成腫瘤。癌腫的血管猶如螃蟹的爪，從腫瘤處向外四處伸展。

　　其實，要了解古人的所謂腫瘤是有難處的。主要是描述腫瘤的名目很多，當然腫瘤分類也是個問題。歷代的文獻所記錄的相關名稱有癭、腫瘍、瘻瘤、惡瘡、瘤、巖、癌等十幾種。腫瘤也沒有分為良性與惡性，膿腫、血（塊）腫或黴菌球的腫塊等等。

　　癌症是可致命的惡性腫瘤，是近代所用的醫學名詞。在組織病理學、細胞學、微生物學甚至遺傳學還處於萌芽階

段，診斷造影學還沒有誕生時，診斷手段受到限制，很多疾病，尤其是早期的疾病，是很難診斷出來的。

所以，古代的人對於「癌」這個概念是沒有概念的。史冊沒有出現某某帝王患上或死於癌的紀錄，也沒有提過「癌」這個字，那是可以理解的。或許偶然有記錄皇帝死前的一些患病徵象，但只憑這些徵象難以作出可靠的診斷，唯有從一些「蛛絲馬跡」的文字數據，去推敲、揣測，做出最接近、最可能的間接診斷。

現代的人患癌的發生率在增加。這可能是因為物理學、放射學等的發展，加上顯微鏡及各種精密儀器的應用，診療更為精細準確，所以能夠早日發現更多的腫瘤病例，從而使發病率相應提高。同時現代人生活方式中不良的習慣如吸菸，不利的工作環境，如長期暴露在有輻射的工作環境，以及長期接觸足以致癌的物質，如化學藥物、汙染的空氣和水，摻有化學品如新增劑、防腐劑、殺蟲劑等的食品，這些都會使癌症的發病率增加。

已經轉移或擴散的癌症，是有可能被誤診誤醫的。例如華南地區有很多人患上頸癧，出現在頸部皮肉間可捫的核塊（瘰癧），即現代醫學所說的淋巴結病。這些核塊，可能是由細菌感染如結核病、病毒感染等引起，也可能是鼻咽癌的癌細胞擴散到頸項的臨床表現。曾讀到一些報章所刊登或是張貼在路上

的包醫或專醫頸癧的廣告，售賣外敷藥物或草藥，而真正發生在鼻咽的病灶卻被忽視了，結果是「治標不治本」。

有時候，癌症原發病灶的病徵不很明顯，或是被誤解、忽略，待癌腫擴散到其他器官後，明顯的症狀出現時才讓病人和醫者「驚醒」。例如，有人出現行動不靈、四肢無力、頭痛等症狀，以為是中風、風邪，其實是肺癌已經轉移到腦部了。查問之下，病人可能有過幾次咯血，但是以為是「熱氣」而不以為意。鼻咽癌病人也許有過鼻衄或耳鳴等症狀，也被當作「熱氣」，把頸癧當作「風邪燉結」或「風熱毒氣，積聚成核」等，到癌細胞侵入骨骼或肺部，為時已晚。

再說，內臟癌腫出現在胰、肝、結腸、卵巢等處，當病勢加深，腹部會因蔓延而有腹水鼓脹，症狀才明顯出現。現代醫學是以直接的診斷方法如造影、內窺鏡、活組織細胞檢驗、細胞組織學診斷來確定癌症，然後觀察癌細胞的類型，做出臨床病期分類，之後施予相應的治療。

有記載說明朝第六位皇帝英宗朱祁鎮得了石水病，也有說是腳氣病。真正死因難以考究。不過，個人認為，腳氣病的可能性是比較低的。

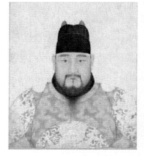

英宗朱祁鎮

傳統醫籍如《內經》描述石水病病人「腹大如箕，腹大如甕⋯⋯」，其實是現代醫學的腹水症的症狀。出現腹水的原因很多，有肝臟硬化，甚至是心臟、腎臟病等等。就算是癌症，癌腫病灶可能在肝、胰腺、卵巢、大腸等處。發現腹水，並不意味能正確判斷出病理。

　　如果明英宗患上的是石水病，那麼究竟由什麼病引起？如果是癌症，以五百多年前的醫學水準，是很難準確作出診斷的。

　　能夠確定是因癌症而死的中國皇帝應該是清朝末代皇帝宣統愛新覺羅・溥儀（西元 1906 到 1967 年），這位娃娃皇帝在位三年，西元 1911 年辛亥革命推翻清王朝後，經歷人生的起伏，最終成為一介平民。

　　據知，西元 1962，溥儀和李淑賢結婚後兩個星期就出現尿血的症狀。

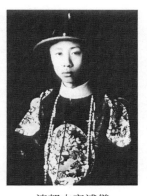

清朝末帝溥儀

醫師診斷他有「膀胱熱」，開了一些藥，沒有做進一步檢驗。兩年後，周恩來總理得知溥儀尿血，要求相關單位對溥儀進行全面身體檢查，才發現溥儀患上膀胱癌，做了切除手術，幾個月後，腫瘤已經蔓延至左腎，又做了多次手術，不見好轉，且轉移到右腎。溥儀死於腎功能衰竭，死於腎癌，死後廟號為恭宗，謚號愍皇帝，遜帝，其骨灰安放在清西陵。

皇帝為什麼少有癌症？

# 從康熙帝的瘧疾談起

要康熙皇帝服用這些用樹皮磨成的「西洋藥」，
他當然很不放心。

　　清朝的康熙皇帝玄燁一生曾經患過兩場可能致命的大
病。他在年幼時得過天花，僥倖不死。後來在四十歲那年得
了瘧疾。

　　史冊記載，當時皇上高燒不退，服用了御用傳統藥物仍
不奏效，幸好獲得法國國王路易十四派來傳教的教士洪若翰
（Jeande Fontaney，西元 1643 到 1710 年）和劉應（Claude de
Visdelou，西元 1656 到 1737 年）帶來的「金雞納霜」（奎寧），
才把病治好了。

　　治療瘧疾的金雞納鹼是偶然間發現的。17 世紀，南美洲
祕魯的印第安人患了高燒、寒戰病（其實是瘧疾）。他們去種
滿金雞納樹旁的一潭死水取水喝，高燒竟然奇蹟似的消退。
後來金雞納樹皮能醫病的消息不脛而走。在該地的耶穌會傳
教士學會從金雞納樹皮中提取奎寧，治療瘧疾。這些都有記

載。這種醫療法被帶入歐洲，在耶穌會中世代相傳。金雞納樹的樹皮也稱作「耶穌會樹皮」。以金雞納霜治好康熙帝的瘧疾的事情，被收錄在另一位法國傳教士、康熙帝的數學老師白晉（Joachim Bouvet，西元 1656 到 1732 年）所寫、西元 1697 年在巴黎出版的《中國皇帝康熙傳》（Portrait Historique de l' Empereur de la Chine）裡。

要康熙皇帝服用這些用樹皮磨成的「西洋藥」，他當然很不放心。結果還是身旁的四名大臣，深知《禮記》所說的「君飲藥臣先嘗」的道理，「自告奮勇」冒死服用。知道沒有出現不良反應，康熙皇帝才安心把藥吃下去。

瘧疾（以前有人叫它蚊症，古代叫瘴氣病，也叫瘴癘、脾寒、牝瘧）是一種很古老的疾病。金雞納樹皮對高燒、寒顫病（瘧疾）有療效，早在 17 世紀已經被發現。但到西元 1880

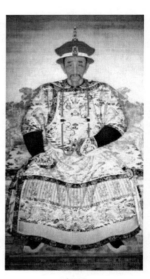

康熙

年，外科醫生阿方瑟·拉韋蘭（AlphonseLaveran）才在非洲阿爾及利亞利用顯微鏡觀察到瘧疾病人血液裡的瘧原蟲。

瘧疾的病因是雌按蚊透過叮咬、吸血把瘧疾原蟲注入人體。在中國，查考歷史記載，遠在西元前兩千多年的殷商時代，中國已把「瘧」字作為疾病記錄在甲骨文和青銅器上，戰

國末期已有關於瘧疾流行季節的記述。西元前 1 到 2 世紀，中國最早醫書《素問》對其亦有詳述、分類：「瘧有一日一發，二日一發，三日一發，有間一日，有上半日發，下半日發及日與夜各發者。有有汗，有無汗……」，隨後的醫者如元朝朱震亨（丹溪）（西元 1281 到 1358 年）、明朝王肯堂（西元 1551 到 1622 年）、清朝陳復正（西元 1690 到 1751 年）在其醫籍中都有更詳述的紀錄。

我們還能翻閱其他文獻，西元前一千六百多年前印度的《吠陀經》中記錄了瘧疾，兩千五百年前，希波克拉底（Hippocrates）也記錄了瘧疾。瘧疾曾給人類造成巨大災難，甚至成為影響人類歷史程式的重要因素。歷史上不乏因瘧疾暴發而造成重大軍事行動失敗的紀錄。如《後漢書》所記：漢光武帝的將軍馬援在西元 44 年領軍北返，就有「十之四五」死於瘴疫。

在海拔很高的地區，以及鋼筋混凝土建築物密集、都市化程度較高的地區，不利於瘧蚊的滋長，所以也不利於瘧疾的傳播。和很多先進國家和地區相比，瘧疾對非洲造成的威脅更大。由於我們可能到瘧疾流行的地區旅遊或工作，所以有必要知道瘧疾的常識並加以預防。

古人把瘧疾分為三十多類。現代醫學認為瘧疾是由四類瘧原蟲引起，分別是惡性瘧原蟲、間日瘧原蟲、卵形瘧原

蟲、三日瘧原蟲。這和《素問》所述及分類相差不遠，說明古人有敏銳的臨床觀察力。當蚊子去叮那些血液帶有瘧原蟲的人，瘧原蟲就會在蚊子體內發育，成為孢子體，儲存在它的唾液腺，當它再次叮人吸血，就把孢子體注入人體，在人的肝臟繁殖，傳進紅細胞。十四週後，間歇性發燒、寒戰、頭痛、脾臟腫大、肌肉痠痛等症狀就出現了。瘧疾就這樣傳播開來！

瘧疾是可以致命的！最可怕的是黑熱病或黑尿熱，是惡性瘧原蟲引起的溶血病。患者尿液排出有血紅蛋白的「黑」尿，甚至引發腎功能衰竭。更甚的還有出血、休克、肝功能衰竭、腦瘧疾、抽搐、昏迷的症狀。

值得注意的是：按蚊有別於伊蚊，前者傳播的是瘧原蟲，引起瘧疾；後者則傳播登革病毒，引起骨痛熱病及溢血症。

從 19 世紀開始，很多科學家潛心研究瘧原蟲的生活史以及瘧疾的病理以及治療，也因此出現了好幾位諾貝爾獎得主。

瘧疾至今還是難以應付。全球約有五億多患者，每年死者超過一百萬。因為瘧疾原蟲生命力頑強，能夠對藥物產生抗藥能力。開始，奎寧對瘧疾有效。不過奎寧有很多副作用，會危害患者尤其是孕婦的健康；西元 1930 到 1940 年代，美國製造了一些較為安全的合成抗瘧藥物如氯喹等。

晉代醫藥學家葛洪（西元 283 到 343 年）所著的《肘備份急方》，記錄了一種草本藥物青蒿。但遲至西元 1971 年，中國科學家才從黃花蒿中提取出青蒿素。它很快成為全球最主要抗瘧疾藥物之一。可是在 2005 年的醫學期刊《柳葉刀》，刊出一項研究報告指出，由於青蒿素不當使用，使瘧原蟲能夠對它產生抗藥性。不久世界衛生組織在 2006 年一月要求製藥公司終止上市和銷售瘧疾青蒿素的「單劑藥」，防止瘧原蟲對它產生抗藥性。[03]

要徹底解決難題，研究和製造出能夠有效應付瘧疾的疫苗，是科學家的目標。早在西元 1983 年，科學家首次成功克隆瘧原蟲的基因；2002 年，科學家成功繪製按蚊和瘧原蟲基因圖譜，使世人看到消滅瘧疾的曙光。

根據醫學雜誌的報告：「全球氣候變暖以及厄爾尼諾現象增強所引起的溫度和降雨變化，勢必影響瘧疾原有的分布格局。根據大氣環流模型（GCM）預測，到了 2100 年，全球平均氣溫將升高三到五攝氏度，瘧疾發病人數在熱帶地區會增加兩倍，溫帶地區將增加十倍以上，不久前印度洋海嘯這樣的自然災害，更是引起瘧疾大流行的突發危機因素。」

---

[03]　為防止和延緩單方青蒿素抗藥性的出現，1981 年中國科學家提出研發青蒿素複方藥物，並在此後研發出多種抗瘧更有效的青蒿素類藥物，在全球廣泛應用。針對近年全球部分地區出現瘧原蟲對於青蒿素和其他抗瘧藥的抗藥性，全球科學家正持續攻堅並有所突破。目前以青蒿素為基礎的複方藥物仍是瘧疾的標準治療藥物。

從康熙帝的瘧疾談起

# 康熙死於流感？

我們有理由相信康熙帝是因感冒引起其他病症，
死亡實屬自然死亡，並非下毒致死。

很多人讀過康熙皇帝患病的故事，知道他一生曾經患過兩場足以致命的大病。年幼時他得過天花，僥倖不死。後來又得了瘧疾。幸好獲得法國國王路易十四派來傳教的耶穌會教士洪若翰和劉應帶來的「金雞納霜」，康熙帝服用後才把病治好。

其實康熙帝還有過其他的病。他中年以後，除了患過瘧疾外，還有唇瘤、心悸等病，都被外國傳教士治癒。

根據閻崇年《正說清朝十二帝》一書和史書記載，西元1708 年（康熙四十七年），康熙帝宣布廢黜皇太子，他宣布諭旨時，「且諭且泣，至於僕地」（一邊宣諭，一邊哭，宣諭完了之後，康熙撲倒在地），他心情十分難過，悲傷不已，七天七夜不思寢食。他由於過於傷心而中風，右手不能寫字，用左手批閱奏摺。

閻崇年在《百家講壇》欄目的「康熙大帝」專題中說：「在康熙皇帝晚年的這些時光裡，他的兒子們為了爭奪皇位，不惜骨肉相殘，他也兩度廢立太子，痛心不已，父子天倫已是奢求，更何況晚年半身不遂的苦痛伴隨他直到生命的盡頭……」所以康熙帝晚年有半身不遂是事實。

我們以康熙帝晚年的中風和半身不遂為例，從現代醫學的角度，談談中風和半身不遂的問題。

中風是因腦血管血流中斷，循環障礙受阻塞（缺血），出現栓塞，形成血栓或是腦血管破裂出血，導致急性或突發性腦部細胞被破壞及死亡，使人失去意識。導致中風的因素有高齡、高血壓（伴隨動脈血管硬化）、高血糖（糖尿病）、高血脂、吸菸、心臟病（如心律不齊，心房纖維性顫動，也叫房顫），或是在發作二十四小時內復原的短暫性缺血等等。

我們無從知道高齡的康熙帝有沒有高血壓、動脈血管硬化、高血糖（糖尿病）、高血脂等。那個年代沒有檢查血糖、血脂和量血壓的技術，史書也沒有明確記載他是否有短暫性缺血發作的症狀（眩暈、言語不清、肢體麻木、一側無力、頭痛、舌麻、唇麻、嘴歪眼斜等），但可以肯定的是，康熙帝不飲酒，尤惡吸菸，曾傳旨禁止吸菸。大學士蔣陳錫曾為康熙帝不飲酒、不吸菸而作詩：「碧碗瓊漿瀲灩開，肆筵先已戒深杯。瑤池宴罷雲屏敞，不許人間煙火來。」

康熙帝中風，右手不能寫字，用左手批閱奏摺，他的半身不遂或右偏癱，也許是較為輕微的偏癱或輕度側不全麻痺。

康熙帝的中風會有其他起因嗎？

我們可以大膽推測，康熙帝有心臟病及心率不齊，使得他心臟「跳得很快，臥病幾死」（心悸）。心律不齊常見於心房纖維性顫動（房顫）。

房顫即心跳快速或不規律。由於心房顫動，心肌在一舒一壓的時候，未能有效地把血液泵出，影響血流輸出到身體各部分，使患者心悸。導致房顫的原因很多，包括高血壓、糖尿病、心臟病和先天性心臟病、心瓣畸形、睡眠呼吸暫停症及甲狀腺疾病等。患者如有房顫，應找醫生詳細診斷，找出病因，對症下藥。

大概康熙帝中風是因房顫心悸引起。當患者心臟未能有效地把血液泵出時，心臟裡的血液會凝結成血塊（血栓），這些血栓一旦泵出心臟外，流入腦血管，會造成栓塞，導致中風。

康熙帝是因何死去？是不是又一次腦血管大栓塞，嚴重中風而亡？還是有別的原因？

清朝官史記載，康熙帝臨終前幾天，宣稱「偶感風寒」，並沒有處於病危階段，也未聞發出過任何龍體不豫、「病危

告急」通知。清史研究者、清室後裔金恆源說，康熙帝對自己的病情「不夠重視」，說明開始生病時情況並不嚴重。有人認為，康熙帝本無致命疾病，但自二廢太子後，精神崩潰，終於臥床不起，並引發高燒。

我認為，我們忽略了「終於臥床不起，並引發高燒」，這是很關鍵的字句。我們有理由相信康熙帝是因感冒引起其他病症，死亡實屬自然死亡，並非下毒致死。

康熙帝是在康熙六十一年（西元 1722 年）十一月十三日死去。這個時候正是秋末冬初，是季節性流行性感冒病毒猖獗的時期。最容易受襲的對象是老和幼，六十五歲以上的老人和兩歲以下的幼童風險更高。根據統計，全球每年就有三百萬至五百萬人患流感，其中二十五萬至五十萬人因併發症死去。根據美國的疾病控制與預防中心的數據，每年有二十萬人因流感留醫，三萬多人因併發症死亡。死者中六十五歲以上的人最多。那些慢性病病人，無論老少，都屬高危人群。

流感的病勢可能急驟惡化，有慢性心臟病、半身不遂的六十八歲的康熙帝開始不以為意，後來發高燒，有了併發症（如常見的肺炎），病況急轉直下，龍馭歸天了！

# 嘉慶帝死於高血壓

嘉慶帝的死因，說法不一。
宮廷的說法是因病而死。
但因為嘉慶帝死在雷電交加的晚上，
就有傳聞說皇上是遭了雷殛。

河北避暑山莊，距離北京兩百三十公里。它又名承德離宮或熱河行宮，是清代皇帝夏天避暑和處理政務的場所。清朝有兩個皇帝死在避暑山莊內，即清朝第七任皇帝嘉慶顒（永）琰（西元 1760 到 1820 年），以及他的孫子，第九任皇帝咸豐帝（西元 1831 到 1861 年）。

嘉慶帝顒（永）琰，是乾隆皇帝的十五皇子。嘉慶帝的死因，說法不一。宮廷的說法是因病而死。但因為嘉慶帝死在雷電交加的晚上，就有傳聞說皇上是遭了雷擊。

六十一歲的嘉慶帝身體比較肥胖，當日到城隍廟燒香，然後又去永佑宮行禮，沿途疲勞，天氣暑熱，翌日駕崩，很可能因心血管病或是腦出血而猝死。而遭雷擊的說法，不可盡信。

有關歷代帝王死亡的細節史書多數沒有詳細記錄，只是說聖上因病而死。不過司馬哲編著的《細說清朝十二帝》描述了有關嘉慶帝去世前夕的情形。其中有一段：「到了晚上，才覺得十分難受，痰氣上湧，平臥時更厲害，只得半坐半臥捱過一夜，特別難熬……」，隔天「臉孔顯得蒼白浮腫，不斷的痰湧影響呼吸暢通，身體非常虛弱，說話極其困難，斷斷續續……」。誰都沒有想到問題的嚴重，連嘉慶帝本人也以為只是一般病症，到了下午，病勢突變，痰湧堵塞氣管，呼吸更加困難，已經無法說話……

我們憑著這些數據為嘉慶帝作診斷。他分明是有了高血壓。以當時的醫學知識，對高血壓一無所知，更別說降血壓治療，只好讓高血壓繼續拖延、發展下去。長期的高血壓會使心臟、心肌逐漸肥大、受損無力，演變成高血壓性心臟病，待病情進一步嚴重，就會出現心臟衰竭。

現在，高血壓的診斷方法十分簡單容易，只要用血壓計去測量就可知。可惜當時人們還不知高血壓、血壓計為何物！血壓計至西元1880年才由德國醫生 Samuel von Basch（西元 1837 到 1905 年）發明。

患上高血壓的人開始或中期全無感覺和症狀（有些沒有頭暈、頭疼），身體在不知不覺間受到嚴重損害，所以高血壓是無聲殺手。高血壓到了中、晚期才出現心臟功能不全、

心律失常的症狀。開始是在勞累時出現症狀，後來連輕微體力勞動時也會氣短，呼吸急速、困難。尤其是在夜間，睡到半夜，平臥姿勢會使橫膈膜升起，雙肺受壓，影響呼吸，加上心臟無力把迴流的血液泵出體外，使肺部充血，呼吸會更加困難而被憋醒。同時亦伴有咳嗽、咳痰（因為肺充血，也會有粉紅色泡沫樣痰）等症狀而被迫坐起來，經過一段時間後，肺充血減少，呼吸困難逐漸平息，才能再入睡。這是急性肺水腫的臨床診斷。這也是嘉慶帝「到了晚上，才覺得十分難受，痰氣上湧，平臥時更厲害，只得半坐半臥捱過一夜，特別難熬……臉孔顯得蒼白浮腫，不斷的痰湧影響呼吸暢通」的原因。

高血壓性心臟病導致急性肺水腫，是內科醫學的緊急病徵。病人有了這些病徵，得馬上找醫生搶救，刻不容緩，需要注射利尿劑，將身體內尤其是肺部所淤積的水分排出；同時使用適當的藥物治療心臟衰竭。

高血壓是文明社會常見的病，數百年來，這無聲殺手不知要了多少人的性命。

高血壓病是會影響全身血管病變的心血管病。病者因為長期血壓高，導致全身小動脈硬化、狹窄，從而影響組織器官的血液供應，造成好多嚴重後果，出現高血壓併發症。在所有的併發症中，以心、腦、腎的損害最為嚴重。例如腦血

管破裂──腦出血（中風），嚴重的會暴斃、昏迷。即使不死，也大多數會致殘，如半身不遂（偏癱）等。

有了高血壓而不知，沒有治療，長此下去，會導致心肌（左心室）肥厚、心絞痛，以及心肌梗塞。當病勢演變成心臟衰竭時，急性肺水腫就產生了。

如果高血壓導致腎動脈硬化，腎臟就會受到損害，引起腎功能衰竭，迅速發展為尿毒症。

因為血管的病理變化，血管狹窄，血流不通暢，腿部肌肉缺氧，走了一段路後，就會出現小腿肌肉疼痛，要停下來休息。醫學上稱之為間歇性跛行。有了這種徵象，就得儘早去檢查身體。

較少見但非常嚴重、有生命危險的併發症為主動脈夾層動脈瘤，它因血管壁硬化薄弱而隨時會破裂或爆裂，溢位的血流入心包或胸膜腔，導致猝死。

由於古代還沒有高血壓的概念，所以史書上也沒有帝王因高血壓致命的記載。也許唐太宗的中風和癱瘓是因高血壓導致。西元 1643 年清朝第二任皇帝皇太極在瀋陽皇宮東暖閣寢宮猝然中風而亡，大概也是高血壓導致。

高血壓這種病已經存在很久。也許當時不叫高血壓而叫暈眩，不叫腦出血或心臟病爆發而叫暴厥、僵僕、猝倒。我們無從知道高血壓是何時才有的。

至今醫學界還在尋求更理想的預防與治療方法。無論如何，預防疾病勝於治療，要定期去檢查血壓，有健康的生活方式，提高警惕，尤其是有了上面所述的症狀，應趕快去檢查血壓，儘早治療！

嘉慶帝死於高血壓

# 光緒帝死於砒霜中毒

之前關於光緒帝的死亡原因有很多揣測和說法，
有人說是病死，屬自然死亡，
有人卻說是被謀害下毒而死。

2008 年 11 月初，多家報紙報導在中國大陸召開「清光緒皇帝死因」的研討會，在光緒皇帝（西元 1871 到 1908 年）的百年忌辰來臨之前，探討備受爭議的光緒帝的死亡原因。他在 1908 年 11 月 14 日，死於急性胃腸性砒霜中毒。

之前關於光緒帝的死亡原因有很多揣測和說法，有人說是病死，屬自然死亡，有人卻說是被謀害下毒而死。眾說紛紜，難下定論（參閱閻崇年著《正說清朝十二帝》）。我讀過著名清史專家、中國人民大學清史研究院院長陳樺教授所著的《光緒之死大揭祕》一書，裡面詳細列了一些重要數據及文獻。

這些重要數據、文獻及結論，是陳樺教授的研究組多年探索的結果。他們使用最先進的科學方法，如中子活化、X

射線螢光分析、原子螢光光度法等現代專業技術手段，檢測光緒帝的遺骨、衣服、頭髮等，發現裡面的砷（砒霜）含量高出正常值數百倍。透過這些先進的科學方法，得出結論——光緒帝死於砒霜中毒。

但隨之而來的問題，撲朔迷離，耐人尋味。當時掌握實權、光緒帝的姨媽慈禧太后在他死去約二十二小時後跟著去世（1908 年 11 月 15 日），讓這案件疑雲重重，而且光緒帝死亡前四年，已有人預言光緒帝會先慈禧太后而死。《崇陵傳信錄》（光緒帝的傳記）裡有一段，……太后怒曰：「我不能先爾死。」這些引起史學家進一步探討：誰是謀害光緒帝的真凶？又為什麼要這樣做？背後究竟有何陰謀？

究竟光緒帝是否因喝了大量砒霜而急性中毒身亡？還是他一路以來都在知情或不知情下服用過砒霜，如雄黃（二硫化二砷），而先有了慢性砒霜中毒？

研究人員檢驗出光緒帝頭髮的含砷量是慢性砷中毒者的六十六倍，不像是慢性砷中毒。

種種證據與跡象顯示，光緒帝體內，尤其是胃部，含有大量的三氧化二砷（砒霜）。從檢測光緒帝屍體的衣物含砷量來看，他的裡層衣物，特別是胃區部分，含砷量大大高於外層，間接指出光緒帝的屍體胃部有大量砒霜，後來因胃部腹壁腐爛，毒液溢位，沾染裹屍衣物，證明光緒帝曾服用過這

劇毒物並致死。

　　根據記載，光緒帝「輒不願飲，十劑中僅服一二劑……」，他不輕易吃藥，或是討厭吃藥。那麼光緒帝是否知道給他喝的優酪乳含有無色無味的砒霜，而自願喝下毒液？還是被強迫灌下毒液？（參閱《啟功口述歷史》：……是老佛爺（慈禧）賞給萬歲爺（光緒）的塌喇（優酪乳）……）服毒到死亡這段時間相距多久？有可靠醫案記錄他服毒後的症狀嗎？

　　清朝最後的一個皇帝溥儀的自傳《我的前半生》記載了老太監李長安的一番話，稱光緒帝在死的前一天還是好好的，用了一劑藥就壞了。還有些記載表明，光緒帝死前的一兩天沒有重病的跡象。

　　研究光緒帝死因的學者，自然會參閱光緒帝的各種健康狀況紀錄。但是醫案、脈案的可信度如何？

　　光緒帝在西元 1898 年戊戌變法、百日維新運動失敗後，被慈禧太后幽禁瀛臺。名醫陳蓮舫被召入京替光緒帝看病，但只由太后代述病狀。陳蓮舫唯有「未知脈象，虛以手按之而已……」。慈禧太后也曾命令太醫依照她所說記錄在案，寫出假脈案，將病情描述得很嚴重，製造皇帝患病的假象，讓人認為光緒帝是因病而自然死亡。也許這背後有莫大宮廷政治陰謀。

　　清朝名醫屈桂庭在他寫的《診治光緒皇帝祕記》中記載：光緒帝在死前三天，曾在床上亂滾，……肚子疼得不得了，……臉頰發黑，舌頭又黃又黑……，這段紀錄是否可靠？把上面老太監李長安的一番話「光緒帝在死的前一天，還是好好的……」，以及在大變之前兩天，「尚見皇上步游水濱，意志活潑」這些紀錄與其對證，是互相矛盾的。

　　光緒帝生前身體的確並不健康，他駕崩當天發出諭旨，說自己「不豫，陰陽兩虧，標本兼病，胸滿胃逆，腰胯痠痛（光緒帝自述，認為是腎經虧損），飲食減少，氣壅喘咳，益以麻冷發熱，精神困憊，夜不能寐……」去世前幾個小時，他有精神發出諭旨嗎？所以所講的病況，就不可靠了，可能是出於旁人之手。

　　今天，如果醫生在醫療紀錄做手腳，造假，塗改，增添，刪除，肯定會被醫學理事會檢舉除名，不得再行醫。

　　其實光緒帝多年來健康欠佳，都是精神上的問題。他可能是長期精神壓力大，情緒受困擾，加上囚禁中孤獨，壓抑憂鬱。這是現代醫學所說的「心身病」。這些精神心理因素會誘發官能、軀體上的種種毛病，使周身不適，出現如高血壓、潰瘍病、神經性嘔吐、偏頭痛、腸胃不適、心悸、失眠等病症。至於說光緒帝患有「癆瘵（肺結核），病入膏肓，臟腑皆已壞死……」，我不知道它和現代醫學術語「壞死」（necrosis）是否相同，或是指器官功能衰竭？可惜當時的醫學水準還沒有造影技術，臟腑是否真的壞死，不得而知。

傳統文獻提到砒霜「性猛如貔，故名砒」，是「大毒之物，誤食必死」。藥物如信石、枯痔散等都含有大量的砒霜。根據醫科教科書，砒霜進入體內後，排出體外的過程相當緩慢。急性中毒的症狀有嘔吐、臉部浮腫、眼結膜出血、淘米水樣或出血性腹瀉、蛋白尿、血尿、眩暈、頭痛昏睡、驚厥、休克，以至死亡。究竟光緒帝死前有沒有這些症狀，沒有可靠的醫案紀錄。

光緒帝有慢性砷中毒現象嗎？較明顯的症狀如皮膚現出深淺不一的斑點，有脫皮現象；指甲出現橫線紋，口部發炎；手掌、腳板、身軀會長出「雞眼」，皮膚也會發癢變厚，有灼熱感覺，這些都很容易觀察到，可是醫案卻沒有這樣的紀錄可尋。

種種證據，加上先進的科學方法檢驗結果，光緒帝是死於急性砒霜中毒的。

光緒帝死於砒霜中毒

# 乳母也封爵

從醫學觀點來看，人們也會擔心奶媽的乳汁帶有細菌，

愛滋病（HIV）病毒、B肝（B型肝炎）……

談「奶」色變。

顧名思義，乳母也叫奶娘、奶媽，就是用自己的乳汁去餵養他人嬰兒的婦女。需要乳母的原因很多，如母親生產後不幸去世，或是母親患上重病，動過大手術不能哺乳，或是生下多胞胎，母親沒有足夠的乳汁哺養等。在外國，乳母也叫 Wetnurse。以前，能夠聘僱乳母來餵養嬰兒是權貴們、富貴人家、皇室成員或有社會地位身分的象徵。

以前是沒有用奶粉來哺嬰這回事的。奶粉在 19 世紀初才出現，俄國醫生剋里喬斯基（Osip Krichevsky）發明了製成奶粉的方法。

我們這裡談談乳母。在很多人心目中，乳母是卑微、微不足道的「職業」，是很容易被遺忘的人！難道乳母就永遠

沒有出頭的日子和機會，要默默無聞地生活下去？其實不然。我查閱過古代很多有關乳母的事蹟，值得寫下來和大家分享。

我曾經以《皇帝的母子情結——明熹宗與乳母客氏》為題，敘述過有關乳母客氏的故事。客氏被皇上冊封為「奉聖夫人」。朱由校出生後，生母王選侍沒有奶水餵養，客氏被選入皇宮做他的奶媽。朱由校就是吃她的乳汁長大的。有奶便是娘，對朱由校來說，客氏有哺養之恩，乳母就如他親孃，兩人的年齡相差十八歲。從心理上，朱由校從小就依附她，甚至敬畏她。故此朱由校登基後就冊封了他的乳母。

朱由校當上皇帝，作為乳母的客氏受到的恩寵隆遇是前所未有的。每逢客氏生日，皇帝必親自為她祝壽。客氏每次出行，其排場不亞於皇帝。她出宮入宮，要清塵除道，香菸繚繞，只聞「老祖太太千歲」之聲，響徹雲霄。

客氏對此猶不知足，憑著皇帝的寵愛，恃寵凌人，排除異己。她的第一步，就是要先剷除皇上老爸光宗朱常洛所親信的宦官——一位受士大夫稱道的司禮監秉筆太監王安。客氏還連同太監魏忠賢假傳聖旨，將有身孕的裕妃幽禁，趕走她的宮女，斷絕她的飲食，讓裕妃活活餓死在宮中，實在惡毒之至。她和魏忠賢勾結，策劃種種陰謀，把持朝政十多年，壞事做盡，加速了明朝的衰亡。

乳母受爵冊封，並不是始於乳母客氏，查閱史料，歷朝歷代皆有此事。早在漢朝，東漢安帝劉祜（西元94到125年）封乳母王聖「野王君」。她擾亂朝政，母女倆（女伯榮封為中使）和宦官江京、李閏等勾結，誹謗太后鄧綏，打擊太后的家族，煽動內外，任性而為，曾逼得向安帝上疏諫議、批評朝政的宰相楊震服毒自殺，最後把太子劉保（後來的順帝）也廢了。

　　繼位的安帝獨子順帝劉保（西元115到144年）不汲取前車之鑑，也冊封曾參與迎立的乳母宋娥為「山陽君」；後來的漢靈帝劉宏（西元156到189年）冊封他的乳母趙嬈為「平氏君」。東漢「士大夫反對皇帝爵封乳母，如分割土地，建立封國等。他們除了認為乳母出身卑賤之外，又包含了男性官僚對女性參與政治的嫌惡與恐懼，所謂『專政在陰』將引起山崩地震等災異……」。「專政在陰」是說當時京都發生地裂，漢順帝召集三公九卿商討對策，大臣李固稟告主上，說先皇安帝破壞傳統的典章制度，給乳母王聖封爵，使王聖得以興風作浪，竟至改變皇太子的繼承地位，因而皇上陷於危境，勸告陛下應該謀求善政。

　　到了唐代，皇帝、太子乳母的爵賞制度化，一般封以「夫人」邑號，封賞對象逐漸擴大；隨著儒家禮法的逐漸下移，唐朝士人已基本接受了為乳母服喪的制度。封賞乳母的制度，使禮敬乳母在唐代成為一種主流的價值觀念（參閱中

國社科院歷史研究所劉琴麗刊於《蘭州學刊》的《論唐代乳母角色地位的新發展》一文）。唐朝冊封奶媽的還有中宗李顯（西元 656 到 710 年），在神龍元年（西元 705 年）冊封乳母于氏為「平恩郡夫人」，景龍四年（西元 710 年）封奶媽高氏為「修國夫人」。而繼位的睿宗李旦（西元 662 到 716 年）也冊封他的兒子、後來的唐玄宗李隆基（西元 685 到 762 年）的乳母蔣氏為「吳國夫人」，封莫氏為「燕國夫人」。《舊唐書》記載，唐朝末代皇帝哀帝李柷（西元 892 到 908 年）在天祐二年九月宣旨：「奶婆楊氏，可賜號昭儀；奶婆王氏，可封郡夫人；第二奶婆王氏，先帝已封郡夫人，今準楊氏例改封。」

到了元朝，元世祖忽必烈（西元 1215 到 1294 年）封他的皇子燕王的乳母趙氏為「豳國夫人」，封她的丈夫鞏性祿為「性育公」；元成宗鐵穆耳（西元 1265 到 1307 年）封奶媽的丈夫為「壽國公」；元仁宗愛育黎拔力八達（西元 1285 到 1320 年）封奶媽的丈夫楊性榮為「雲國公」；元英宗碩德八剌（西元 1303 到 1323 年）封奶媽忽禿臺為「定襄郡夫人」，封她的丈夫阿來為「定襄郡王」。可謂「夫憑妻貴」！

到了明朝，明成祖朱棣（西元 1360 到 1424 年）封奶媽馮氏「保重賢順夫人」等。

清代也有贈乳母「夫人」封號的做法。順治帝乳母樸氏封「奉聖夫人」，李佳氏封「佑聖夫人」，葉赫勒氏封「佐聖夫

人」，康熙的乳母瓜爾佳氏封「保聖夫人」。她們的墳墓修築在該皇帝陵寢附近。在遵化清東陵風水牆外，就有四座乳母墓，她們的丈夫也獲諡號和世職。

從上面的數據可以看得出乳母的地位是相當高的。我想，主要原因是由於皇帝是喝著乳母的奶汁長大，乳母有哺育之恩，加上「母子」長期相處一起，從小得到體貼入微、無微不至的照顧。這些「肌膚接觸」以及呵護備至的照料，加深了「母子」間的感情及依賴。待登位後，皇帝會感恩圖報，提高乳母地位，封賞晉爵，是不稀奇的事。

時至今日，乳母這「行業」已經沒落乃至消失。從醫學觀點來看，人們也會擔心奶媽的乳汁帶有細菌，如愛滋病（HIV）病毒、B肝（B型肝炎）病毒和B族鏈型細菌，以及含汙染物質如農藥、重金屬等，談「奶」色變。所以，昔日認為僱得起保母才顯得出社會地位的思想，已經過時了！

乳母也封爵

# 差點淹死的帝王

這兩位皇帝跌落水裡，
當時並沒有被淹死，可屬萬幸。
可是，他倆獲救後，是否就此龍體無恙呢？

今天要談談跌進水裡，差點淹死（「溺斃」）的帝王。

先弄清楚名詞的定義。溺水是指「淹沒在水裡」，相當於醫學名詞 drowning。drowning，指的是溺斃或因溺水而死去。至於沉在水裡或浸在水裡面而僥倖獲救、大難不死的情況，臨床診斷一般用 near drowning（近乎溺死）這個詞。這裡就討論「溺水」與「溺死」（或淹死）的區別。

明朝就有兩位皇帝掉進水裡，差點被淹死。這兩位皇帝就是：第十位皇帝明武宗朱厚照，第十五位皇帝明熹宗朱由校。

根據歷史記載，明武宗朱厚照在正德十五年（西元 1520年）九月十五日，在南巡途中於清江浦（江蘇淮安市清江浦區）垂釣，不慎落水受寒……御醫施救，龍體難癒，身體每況愈下。（《明史·本紀第十六》：「漁於積水池，舟覆，救免，

遂不豫。」）。次年三月（六個月後），武宗病死於豹房。

　　清江浦是武宗落水的地方，《明武宗外紀》對此記載較詳：「舟覆溺焉，左右大恐，爭入水掖之出，自是遂不豫。」後來地方官員稱這個地方為「躍龍池」，門外之橋稱為「躍龍橋」，目前是江蘇省淮安市一座綜合性公園，叫楚秀園，成為知名的旅遊景點。

　　至於熹宗，他是在天啟五年 [04]（西元 1625 年）八月，去深水處泛小舟，被一陣狂風颳翻了船，差點被淹死。經過這次驚嚇，身體每況愈下。天啟七年八月（兩年後）駕崩。

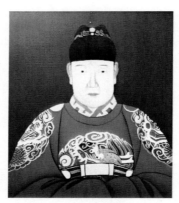

皇帝明熹宗

　　熹宗覆舟之事，記錄在《甲申朝事小紀》：「熹廟五年（西元 1625 年）八月十八日，祭方澤壇回，即幸西苑，與巴巴（即客氏）乘舟，上（皇帝）身自刺船（撐船），二內臣佐之，

---

[04]　一說六年。

隨波蕩漾……倏忽大風陡作，舟覆，上與二內臣俱墜水底。兩岸驚呼，從者俱無人色。內官談敬急奔入水，負帝以出。二臣已斃於水……」。

　　熹宗朱由校跌落水裡獲救之後，身體狀況一天比一天差。雖然多方醫治，不見奏效。後來大臣進獻仙藥叫靈露飲，熹宗飲用後，便日日服用。過了幾個月後，得了「臌脹病」，渾身水腫，臥床不起，八月病死。距離翻船墜水獲救，才二十四個月。他在位七年，《明史·天啟帝本紀》中對熹宗的評價是：「婦寺竊權，濫賞淫刑，忠良慘禍，億兆離心，雖欲不亡，何可得哉……？」

　　這兩位皇帝跌落水裡，當時並沒有被淹死，可屬萬幸。可是，他倆獲救後，是否就此龍體無恙呢？他們獲救幾個月或兩年後就死去，是否有別的原因？或是和沒水的後遺症有關？這是值得探討的問題。

　　這裡就借題發揮，談談溺水的一些問題，以及溺水獲救、大難不死的後遺症問題。為什麼獲救後身體還會出現問題？還會「自是遂不豫」，「御醫施救，龍體難癒」，身體每況愈下，以至龍馭歸天？

　　淹沒在水裡或其他液體裡的人，如果時間過久，會導致生理、病理變化以至死於急性窒息缺氧。就算僥倖獲救，還是會有後遺症。有些近乎溺死的案例中，溺水者器官（如

腦、心、肺)受到嚴重破壞，引起如腦水腫、缺氧性腦病（腦損傷）、癲癇、吸入性肺炎，以及肺損傷，使肺泡不能分泌表面活性物質。肺表面活性物質的作用是使肺部擴張，吸入空氣（氧氣）。沒有了這種物質，肺部就有如一個不能夠充滿足夠氣體、不能夠完全膨脹的氣球，就會出現肺膨脹不全及肺萎縮等慢性肺病，最終因呼吸系統衰竭而喪命。

可惜沒有史料記載武宗和熹宗獲救後更多的詳細情況，他們是否如常上朝問政？從上面的記載看，明武宗落水獲救後「遂不豫」，明熹宗雖「多方醫治，不見奏效」，推想他們沒有獲得及時搶救，導致肺部受損，引發肺部後遺症的可能性是很高的，以至於他們最終都因為肺部嚴重損傷，呼吸功能衰竭而龍馭歸天了！（我不清楚所說的「落水受寒」是否包括肺病併發症？）

無論淹在淡水或海水中，如果沒有及時搶救，最終都會導致死亡。有人研究溺斃的死亡機制。有大約百分之二十的人死於乾式溺水。解剖觀察發現，死者的肺部並沒有水。原因是人在沒入水裡後，他的呼吸道受到水的刺激，會反射性地迅速作出反應，令咽喉肌肉強烈收縮（痙攣），導致急性缺氧。這是一種生理反應。至於吸入性溺斃，肺部所吸入的淡水或海水，兩者的滲透壓是有差異的。淡水會從肺部迅速滲透進入血液循環系統，使血容量激增，心臟負荷因此也加重，導致急性心力衰竭及肺水腫，血電解質紊亂以至心室纖

維顫動，紅細胞「入水」後膨脹破裂，引起溶血症。而流入肺部高滲性的海水，會把循環系統的血液轉移到肺泡內，造成嚴重肺水腫及血液濃縮，血容量下降，也會引起缺氧、血壓下降，導致心力衰竭而死亡。

　　其實溺水獲救後身體是否有後遺症，關鍵看人在水裡面的時間長短。如果能夠馬上將人從水裡拉出來，及時搶救，身體還沒有出現因缺氧等造成的生理變化，過後應該是沒事的。如果發覺太遲，搶救太遲，身體狀況有了生理變化，那就要看損害程度了！

差點淹死的帝王

# 被淹死的帝王

可惜當時不可能進行屍體解剖，
所以晉景公的死因，是個「懸案」！

這裡談談跌入水裡而淹死的帝王。

很多人認為，貴為九五之尊的帝王，一定有近身隨從、侍衛時時刻刻隨行在側，哪裡會墜落水裡而丟了性命！我翻閱過一些數據，知道歷史上的確有帝王被淹死。

## 周昭王姬瑕

在《左傳》等史冊中，記載了帝王被淹死的史實。周朝（西周）（西元前 11 世紀到西元前 771 年）的第四代帝王姓姬名瑕，《史記》稱他周昭王。他的生卒年不詳，父親是康王姬釗。康王死後就由昭王姬瑕繼位，在位長達十九年。昭王十九年（約西元前 972 年），姬瑕御駕親征，統率六師軍隊南攻楚國，結果兵敗，全軍覆沒。當時昭王率領的軍隊所到之

處，燒殺掠奪，擾害百姓，人人恨之入骨，昭王被船民設計所害。當昭王渡水行至江中，船毀人墜，大概他不諳水性，被淹死於漢水之濱。周昭王葬在河南少室山。

# 「小明王」韓林兒

歷史上和周昭王有相似命運的是一位有名無實、從來沒有治國的「帝王」，叫「小明王」韓林兒，他也是行至江中，船毀墜水而死。

元朝末年，明太祖朱元璋還沒有當上皇帝之前，曾有大宋紅巾軍發動起義，對抗元朝。其中一名領袖韓山童慘被殺害，同黨劉福通等人迎接韓山童的兒子韓林兒到亳州，奉立為帝，稱小明王，國號大宋，年號龍鳳，以亳州為都城。不過大權卻掌握在劉福通手中。

西元 1366 年，朱元璋派人迎接在滁州的韓林兒南下到應天（今江蘇南京），在渡長江時，韓林兒所乘船隻被人鑿沉，韓林兒墜江身亡。此事記載在《明史·韓林兒傳》中。

韓林兒是溺斃。但根據歷史記載，他是死於朱元璋的毒手。這是大多數人都認定的說法。《明史·廖永忠傳》載：「韓林兒在滁州，太祖遣永忠迎歸應天，至瓜步覆其舟死。帝以咎永忠。」《蒙兀兒史記》也有記載：「朱元璋弒其主韓林兒，偽宋亡。」

朱元璋為了要除掉稱帝道路上的障礙，設計陷害韓林兒。

## 南宋最後一位皇帝趙昺

另外一位淹死在大海的皇帝是宋朝的最後一位皇帝趙昺（西元 1272 到 1279 年），他是南宋的第九位皇帝，稱為末帝。他六歲登基，七歲葬身大海，做了兩年皇帝。大概連他自己也不知道自己是皇帝呢！

一說到末帝，人們就會馬上想起陪他一起死去的陸秀夫（西元 1236 到 1279 年）。當時南宋已經在西元 1276 年投降元朝，結束了三百一十九年的統治。大臣陸秀夫在臨安（今浙江杭州）失守後逃到福州，和張世傑等人先立趙昰為帝，是為端宗。趙昰死後，這些遺臣又擁端宗的弟弟趙昺為帝，史稱末帝。陸秀夫等人在崖山（今廣東新會南部）建起流亡朝廷。陸秀夫擔任左相，繼續進行抗元活動。可惜宋朝氣數已盡，在西元 1279 年，最終為元軍所敗。陸秀夫自知大勢已去，無望逃脫，下定寧死不辱的決心，臨終前演出悲壯的一幕。他不忍看見大宋朝天子被逮捕受百般凌辱，於是對末帝說：「事至如此，陛下當為國捐軀……德祐皇帝（兄長恭帝趙㬎）辱已甚，陛下不可再辱。」然後背著這身穿龍袍、胸掛玉璽的懵懂娃娃國君，跳下崖山投海而死。

幾天之後，陸秀夫的屍體浮出海面，被鄉人收葬。元軍在清理戰場的時候，發現一具身穿黃衣的小孩屍體，身上帶有金璽，上書「詔書之寶」四字，證實末帝趙昺被淹死在大海中。這是歷史事實。

## 春秋時期晉景公姬獳

把歷史倒退一兩千年，說說晉景公姬獳（一名據）。晉景公是春秋時期諸侯之一，他的生卒年分不詳，他在西元前599年到西元前582年在位。有人把晉景公列入被溺斃的帝王的名單，但我有不同看法。

對晉景公的死，《左傳》只用了一句話描述：「將食，張，如廁，陷而卒。」（將要吃飯前，感到腹脹（肚子不舒服），急急起身上廁所，跌入廁內而死。）這句話把「陷而卒」解釋為跌倒在茅廁或是墜落茅坑下的糞池或池塘窒息而死。

對於晉景公真正的死因，我是有所懷疑的。他真的是溺斃？還是猝死在廁所裡？有可能他是暈倒廁內，失去知覺，然後墜落糞池或池塘，窒息而死。「陷」這個字有很多種含義。晉景公是跌倒在廁所裡，還是墜落水中？還有，身為諸侯或君王，他們所用的廁所是否那麼簡陋，設施很差？

其實晉景公這老人家已經有病在身，感覺胸膈間疼痛。有記載秦國太醫緩曾為他看病。太醫診斷晉景公病入膏（心之下）肓（膈之上），針灸藥物都不會「到位」、奏效。這所謂胸膈間疼

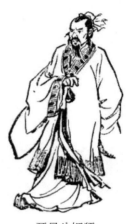

晉景公姬獳

痛，大概是冠狀動脈狹窄、栓塞而導致心肌缺血，引起心絞痛，是嚴重冠心病的徵象。也許晉景公是因心臟病發，倒斃在廁所裡。

有人認為在如廁時倒斃是「可笑」的事，其實如廁猝死是不足為奇的。

在排便時，人需要閉氣用力，有嚴重心血管病的人，這種閉氣作用會使心臟的血液輸出有過度射出的現象，造成血液動力變化，血壓上升，可能衝擊已經有病理變化的血管，造成血管內血栓脫離，引發血管栓塞，心臟病暴發或中風。

當然，在西元前的年代，不會有心電圖、冠狀動脈造影術，以及其他高科技手段來診斷冠心病，也沒有動脈搭橋或在冠狀動脈置入支架這些醫療法。有了冠心病，唯有聽天由命，「坐以待斃」了！不過，晉景公也有可能是因腦溢血或中風而猝死。可惜當時不可能進行屍體解剖，所以晉景公的死因，是個「懸案」！

電子書購買

爽讀 APP

**國家圖書館出版品預行編目資料**

當醫生讀起歷史，開張古代君臣的診療室！皇帝沒有病識感、太醫有口難言、史書隱晦記載、後人以訛傳訛……重新診斷古代君臣的病歷，醫生的讀史筆記！/ 何乃強 著 . -- 第一版 . -- 臺北市 : 清文華泉事業有限公司 , 2024.07
面；　公分
POD 版
ISBN 978-626-7165-28-7( 平裝 )
1.CST: 中國醫學史 2.CST: 通俗作品
410.92　　113008559

# 當醫生讀起歷史，開張古代君臣的診療室！皇帝沒有病識感、太醫有口難言、史書隱晦記載、後人以訛傳訛……重新診斷古代君臣的病歷，醫生的讀史筆記！

臉書

作　　　者：何乃強
發 行 人：黃振庭
出 版 者：清文華泉事業有限公司
發 行 者：清文華泉事業有限公司
E - m a i l：sonbookservice@gmail.com
粉 絲 頁：https://www.facebook.com/sonbookss/
網　　　址：https://sonbook.net/
地　　　址：台北市中正區重慶南路一段 61 號 8 樓
8F., No.61, Sec. 1, Chongqing S. Rd., Zhongzheng Dist., Taipei City 100, Taiwan
電　　　話：(02) 2370-3310　　傳　　真：(02) 2388-1990
印　　　刷：京峯數位服務有限公司
律師顧問：廣華律師事務所 張珮琦律師

定　　　價：399 元
發行日期：2024 年 07 月第一版
◎本書以 POD 印製
Design Assets from Freepik.com